まとめてみた

耳鼻咽喉科

第2版

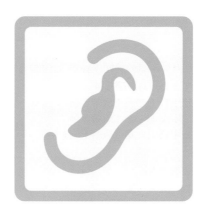

天沢ヒロ

医学書院

本書についてのご感想やご要望をお聞かせください.
天沢ヒロ公式 twitter

〈シリーズ まとめてみた〉耳鼻咽喉科

発　行	2015 年 6 月 15 日	第 1 版第 1 刷
	2021 年 2 月 1 日	第 1 版第 5 刷
	2022 年 9 月 15 日	第 2 版第 1 刷Ⓒ

著　者　天沢ヒロ

発行者　株式会社　医学書院
　　　　代表取締役　金原　俊
　　　　〒113-8719　東京都文京区本郷 1-28-23
　　　　電話　03-3817-5600(社内案内)

印刷・製本　横山印刷

ISBN978-4-260-05022-7

まえがき
（第2版）

　今回の耳鼻咽喉科の改訂をもって，まとめてみたシリーズのすべてが第2版へと生まれ変わりました．シリーズ各科の「まえがき」には，それぞれ内容の異なった皆さんへのメッセージが書かれているので，ぜひ参照してみてください．

　今回，この場を借りて1点お願いしたいことがあります．それは皆さんの意見をもっと聞かせてもらえたらな，ということです．

「問題をもっと増やして欲しい！」
「研修医で使える知識をもっと充実させて欲しい！」
「メジャー科も出して欲しい！」

　なんでもよいです．本書に挟まれている読者アンケートにでも構いませんし，Twitter（@AmasawaHiro）を窓口にしているので，そちらにDMしてくれてもOKです．皆さんの意見を積極的に取り入れて，よりよいコンテンツを届けられればと考えています．

　もちろん，「まとめてみたシリーズのおかげで，わからなかったところを理解することができました！」みたいな感想のみでも大歓迎です．そういう1つ1つの声が本当に力になりますからね(^^)

2022年8月

天沢ヒロ

　学生時代に常々感じていたのは「もっと読みやすい参考書があれば
な〜」ということでした．今の医学生の国家試験の勉強方法としては，
ビデオ講座＋教科書＋問題集というのが主流ですよね．しかし，受験
のように独学でも勉強したい！と思ったときに，一気にハードルが上
がってしまうことに気がつきました．専門書はある程度全体を理解して
から読むと面白いのですが，初学の場合または国試だけを考えるとオー
バーワークになりがちです．

　そんなときに「専門書ほど詳しくないけれど，医学生が知っておきた
いこと（国試や臨床研修で使えること）だけをまとめたら面白いのでは？」と
考えたのが本書のはじまりです．

　臨床ではＡの場合もある，Ｂの場合もある，Ｃの場合もあるという
例外的なことに驚くばかりですが，基本を知らなければなにが例外なの
かも分かりません．著者個人の意見ですが，医学生はまず基本を完璧に
することが重要だと考えています．これは受験のときも同様でしたが，
基本を疎かにして応用問題（臨床）を解くことは不可能だと考えるためで
す．基礎をしっかり固めることでどんな問題にも応用をきかせる能力を
身につける，ということに重点を置いて本書を作成しました．

　ただし，（どんな本でもそうですが），１冊だけですべてを網羅すること
は不可能です．「もっと詳しい内容を知りたい！」という方は，「標準シ
リーズ」（医学書院刊）などを参照するとよいでしょう．詳しすぎる内容
は本書のコンセプトから外れてしまうため，あえて割愛しているところ
もあります（ただし，国試の範囲を網羅するには十分な内容になっています）．

マイナー科目は国試全体の 20~30% 程度を占めますが，年々難しくなってきている内科に比べて差がつきやすく，合否に大きく直結する重要な科目になります．４問に１問はマイナーから出題されると考えたときに，それらに対して自信をもって解けるというのは大きな差ですよね．「マイナーか…勉強不足だ～」と思うよりも「マイナーきた！　差をつけられる」と思えることで，どれほど本番を楽にできるでしょうか．

　また，実際の国試の問題とその解法についても本書で学習できるようにしました．問題に対する思考プロセスをなぞることによって，自ずと解けるようになっていることにびっくりするでしょう．最初は難しく感じるかと思いますが，慣れてくれば非常に応用のきく解き方になっています．有機的に知識がつながる感覚を，ぜひ皆さんも体験してみてください．何度も解き直すことにより，その威力を実感できると思います．

　また，章の分け方も著者オリジナルに設定しました．章ごとに記憶しておくことにより，頭の中で整理することがやさしくなるように工夫しました．皆さんの理解に少しでも貢献できればと願っております．

2015 年 5 月

天沢ヒロ

0 耳鼻咽喉科のキモ
5つでカテゴライズする ⋯⋯⋯⋯⋯⋯⋯⋯⋯⋯⋯⋯⋯⋯⋯⋯⋯ 001

1 急性中耳炎
一般的な感染徴候を示す ⋯⋯⋯⋯⋯⋯⋯⋯⋯⋯⋯⋯⋯⋯⋯⋯ 003

2 伝音難聴(総論)
どの難聴かで鑑別診断が大きく変わる ⋯⋯⋯⋯⋯⋯⋯⋯⋯ 010

3 伝音難聴①
炎症症状より難聴が主体となる ⋯⋯⋯⋯⋯⋯⋯⋯⋯⋯⋯⋯ 015

4 伝音難聴②
ティンパノグラムは強い味方! ⋯⋯⋯⋯⋯⋯⋯⋯⋯⋯⋯⋯⋯ 028

5 感音難聴(総論)
耳鼻咽喉科の山場 ⋯⋯⋯⋯⋯⋯⋯⋯⋯⋯⋯⋯⋯⋯⋯⋯⋯⋯ 038

6 感音難聴(片側性)
鑑別疾患を列挙しよう ⋯⋯⋯⋯⋯⋯⋯⋯⋯⋯⋯⋯⋯⋯⋯⋯ 042

7 感音難聴(両側性)
左右が同時に障害される ⋯⋯⋯⋯⋯⋯⋯⋯⋯⋯⋯⋯⋯⋯⋯ 055

8 平衡機能障害(総論)
めまい特有の検査をおさえよう! ⋯⋯⋯⋯⋯⋯⋯⋯⋯⋯⋯ 066

9 平衡機能障害(各論)
3つの要素で鑑別する ⋯⋯⋯⋯⋯⋯⋯⋯⋯⋯⋯⋯⋯⋯⋯⋯ 071

10 咽頭の炎症
視診が重要 ⋯⋯⋯⋯⋯⋯⋯⋯⋯⋯⋯⋯⋯⋯⋯⋯⋯⋯⋯⋯⋯ 084

11 咽頭の腫瘍
頭頸部癌は共通点が多い ⋯⋯⋯⋯⋯⋯⋯⋯⋯⋯⋯⋯⋯⋯⋯ 091

12 喉頭の炎症
呼吸管理が欠かせない ⋯⋯⋯⋯⋯⋯⋯⋯⋯⋯⋯⋯⋯⋯⋯⋯ 103

13 喉頭の腫瘍
呼吸と発声の 2 つの機能に関わる ⋯⋯⋯⋯⋯⋯⋯ 111

14 鼻の炎症
鼻腔と副鼻腔 ⋯⋯⋯⋯⋯⋯⋯⋯⋯⋯⋯⋯⋯⋯⋯⋯⋯⋯⋯ 127

15 鼻の腫瘍
繰り返す鼻出血に注意！ ⋯⋯⋯⋯⋯⋯⋯⋯⋯⋯⋯⋯⋯ 142

16 口腔の炎症
唾液腺と舌 ⋯⋯⋯⋯⋯⋯⋯⋯⋯⋯⋯⋯⋯⋯⋯⋯⋯⋯⋯⋯ 156

17 口腔の腫瘍
疫学も大切にしよう ⋯⋯⋯⋯⋯⋯⋯⋯⋯⋯⋯⋯⋯⋯⋯ 164

18 顔面神経麻痺
原因の推定が鍵！ ⋯⋯⋯⋯⋯⋯⋯⋯⋯⋯⋯⋯⋯⋯⋯⋯ 171

19 顔面骨骨折
頭部外傷で生じる ⋯⋯⋯⋯⋯⋯⋯⋯⋯⋯⋯⋯⋯⋯⋯⋯ 180

20 その他
余裕があればおさえたいところ ⋯⋯⋯⋯⋯⋯⋯⋯⋯ 190

21 天沢流キーワード術 ⋯⋯⋯⋯⋯⋯⋯⋯⋯⋯⋯⋯⋯⋯ 198

索引 ⋯⋯⋯⋯⋯⋯⋯⋯⋯⋯⋯⋯⋯⋯⋯⋯⋯⋯⋯⋯⋯⋯⋯⋯⋯⋯ 235

解いてみた

急性中耳炎 ……………………………………………… 006

伝音難聴① ……………………………………………… 021

伝音難聴② ……………………………………………… 034

感音難聴（片側性） ……………………………………… 048

感音難聴（両側性） ……………………………………… 061

平衡機能障害（各論） …………………………………… 075

咽頭の炎症 ……………………………………………… 088

咽頭の腫瘍 ……………………………………………… 097

喉頭の炎症 ……………………………………………… 107

喉頭の腫瘍 ……………………………………………… 118

鼻の炎症 ………………………………………………… 134

鼻の腫瘍 ………………………………………………… 148

口腔の炎症 ……………………………………………… 160

口腔の腫瘍 ……………………………………………… 168

顔面神経麻痺 …………………………………………… 176

顔面骨骨折 ……………………………………………… 185

その他 …………………………………………………… 194

総合問題 ………………………………………………… 202

チェック問題 …………………………………………… 215
※添付の赤シートをご利用いただけます.

コラム

急性外耳炎 ··· 004

音響外傷 ··· 057

臨床のめまい ··· 070

女性の下咽頭癌 ··· 094

顔面神経の misdirection ··· 174

もしも，眼窩 "吹き抜けない" 骨折だったら ························· 182

装丁・本文デザイン　加藤愛子（オフィスキントン）

5つでカテゴライズする
耳鼻咽喉科のキモ

0

◆解剖学的構造に沿って学習しよう

　耳鼻咽喉科は複数の器官にまたがるため，マイナー科の中では覚えるべき量がひときわ多いです．それに比例し，国試での出題頻度も高いです．そんな耳鼻咽喉科を攻略するために，本書では，「耳」，「喉」，「鼻」，「口」，「その他」の5つに分けて学んでいくことを最適解としました．

　「耳」では感染症を除き，**難聴とめまい**の大きく2つに分け，難聴はさらに**伝音難聴と感音難聴**に分けて解説しています．このように階層分けをすることにより，クリアカットになるのはもちろん，記憶の定着にも大いに役立ってくれると思います．「喉」「鼻」「口」では**炎症と腫瘍**の2つに分けて解説しています．

　上記の階層分けが最終的に頭の中で整理されれば，国試はもちろん，研修医になってからも役立つ知識となることをお約束しますよ．

◆本書の方向性について

　「まとめてみたシリーズ」で一貫させているコンセプトでもありますが，著者は**基本を大事にすること**を推奨しています．マイナー科はただでさえ，専門性が高いため，難しいことを出題しようと思えばいくらでもできます．実際，過去に「こんなの誰がわかるの？」といった問題も出題されています．ですが，それらを1つ1つ気にしていては身も心ももちません．

　著者がまだ学生だった頃，基本を大事にするということを常に大切にしていました．同級生の中には，自分が聞いたことのないような医学的知識を有

していたり，難問や割れ問といった問題に対して高いレベルの議論をするような人もいました．それはそれで素晴らしいことだと思いましたし，素直に「すごいな〜」と感じていました．一方で，著者は**誰もが一度は聞いたことがあるような知識を有機的につなげるような学習**に努めました．結果，**CBTも国試も95%以上をおさめることができた**のです．

　なにも特別なことは必要ありません．**当たり前のことを当たり前にやるだけ**です．不安に駆られて新しい知識ばかりを追い求めることをせず，凡庸な知識を確実にインプットするのです．本書ではそういったことをできるだけわかりやすく説明することを心がけ，臨床に出てからも役立つような知識を加えています．

　後輩にあたる皆さんにとって，「まとめてみたシリーズを作ってくれてありがとう！」といってもらえたら，著者冥利につきます．ぜひ，楽しんで学んでください．それでは，早速いきましょう！

1 一般的な感染徴候を示す
急性中耳炎

　小児（特に乳幼児）の発熱の原因として，必ず鑑別に挙がる疾患の1つです．国試対策だけでなく，臨床に沿った考え方も身につけておきましょう．

◆急性中耳炎の基本

　中耳の感染症で，**肺炎球菌**や**インフルエンザ桿菌**が主な起因菌となります．副鼻腔炎，肺炎，髄膜炎などと共通する菌ですね．上咽頭から耳管を通って感染が成立します．子どもの耳管は成人と比べて太く短いため，より感染しやすい構造となっています．

　発熱に加えて，**耳痛**がみられるのが特徴です．診断には，**耳鏡**で**鼓膜の発赤・腫脹**を確認しましょう（**図1-1, 2**）．

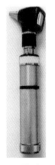

図1-1　耳鏡（112A14）

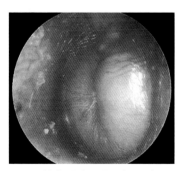

図1-2　鼓膜の発赤・腫脹（96F17）

余談ですが，実際の臨床では耳痛を訴えないこともしばしばあります．乳児ではそもそも伝えることができないですしね．そのため，小児の熱源検索では身体診察の一環として耳鏡を使うのが当たり前となっています．一方で，啼泣するだけでも鼓膜の発赤はみられてしまうので，急性中耳炎と決め打つのって案外難しいです……．

◆急性中耳炎の治療

感染症なので抗菌薬！と即答したくなるかもしれませんが，軽症であれば**経過観察**で OK です．薬の副作用や耐性といったデメリットがメリットを上回る可能性があるためです．ただし，炎症がひどくなると乳突蜂巣などといった周囲構造にも炎症が波及して重症化してしまうため，症状が強い場合や難治性（特に乳幼児）の場合には**抗菌薬（ペニシリン系など）**や**鼓膜切開**の適応となります．

〜急性外耳炎〜

外耳と中耳の大きな違いとして，外耳には**皮膚組織**があります．そのため，急性外耳炎は皮膚の感染と捉えることができます．実際，皮膚への感染を起こしやすい**黄色ブドウ球菌**が原因菌であることがほとんど．急性外耳炎のポイントは，**発熱がない**ことと，**耳介の牽引痛がみられる**ことです．出題は少ないですが，キーワードを拾っておいてください．

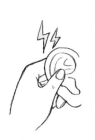

急性中耳炎

急性中耳炎

好発	乳幼児
起因菌	肺炎球菌，インフルエンザ桿菌 モラクセラ・カタラーリス
症状	発熱，耳痛
耳鏡	鼓膜の発赤・腫脹 鼓膜の可動性不良
治療	経過観察 抗菌薬，鼓膜切開
備考	乳幼児では難治性になりやすい

解いてみた

急性中耳炎

102A41

7歳の男児．発熱と耳痛とを主訴に来院した．昨日から左耳痛を訴えていたが，夕方から 39.0℃の発熱を認め，耳痛が増悪したため救急外来を受診した．鼓膜の写真を次に示す．

起因菌として考えられるのはどれか．**2つ選べ．**

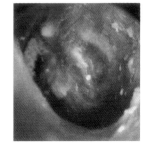

a　インフルエンザ菌

b　髄膜炎菌

c　肺炎球菌

d　腸球菌

e　緑膿菌

思考のプロセス

　小児の発熱に耳痛を伴っていることから，急性中耳炎をまず考えます．鼓膜をみると発赤・腫脹がみられますね．急性中耳炎に合致します．急性中耳炎の起因菌といえば肺炎球菌やインフルエンザ桿菌が代表的でした．よって，a，c が正解．他の選択肢はみるまでもありません．

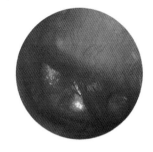

10916

耳痛を訴える 2 歳 9 か月の男児の鼓膜の写真を示す.
投与すべき抗菌薬はどれか.

a　ペニシリン系
b　マクロライド系
c　ニューキノロン系
d　テトラサイクリン系
e　アミノグリコシド系

思考のプロセス

　発熱の有無はわかりませんが，小児の耳痛であり，鼓膜の写真が提示されていることから急性中耳炎がまず考えられます．実際，鼓膜の発赤・腫脹がみられますね.

　前問で既出ですが，急性中耳炎の起因菌といえば肺炎球菌やインフルエンザ桿菌が代表的であり，これらをカバーする必要十分な抗菌薬を選択します．よって，a が正解.

　なお，他の抗菌薬でもカバーしているんじゃないか？と思った人もいるかもしれませんね．実は，半分正解で半分不正解です．なぜ半分不正解なのかを説明するためには，抗菌薬の基本的概念からお話ししなければなりません．研修医向けにはなりますが，抗菌薬を体系的に学びたい！という人は，Essence for Resident シリーズの「わかる抗菌薬」（医学書院）を参照してみてください.

5歳の女児. 発熱と両耳痛とを主訴に来院した. 3日前に鼻汁と咳が出現したが, そのままにしていた. 昨日から発熱と両耳痛が出現し, 母親の呼びかけに対する反応が悪くなった. 機嫌も悪く, 食欲も低下している. 意識は清明. 身長 105 cm, 体重 17 kg. 体温 39.2℃. 呼吸音に異常を認めない. その他の身体所見に異常を認めない. 耳介と外耳道とに異常を認めない. 左鼓膜写真を示す.

適切な治療はどれか. **2つ選べ.**

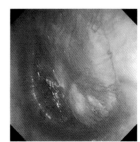

a　鼓膜切開
b　耳管通気
c　抗菌薬投与
d　副鼻腔洗浄
e　副腎皮質ステロイド静注

思考のプロセス

　小児の発熱に耳痛を伴っていることから, 急性中耳炎をまず考えます. 鼓膜をみると発赤・腫脹がみられ, 急性中耳炎に合致しますね. 3日前に風邪症状がみられていたので, これに続発したのでしょう.

　幼児であり, 機嫌も悪く, 食欲低下もみられることから, しっかりと治療介入すべき状況といえます. よって, a, c が正解.

114A12

小児急性中耳炎の難治化に**関連しない**のはどれか.

a 年齢 6 歳以上

b 免疫能の低下

c 鼻副鼻腔炎の合併

d 集団保育所への通所

e 薬剤耐性菌の耳漏内検出

思考のプロセス

　乳幼児の急性中耳炎は難治性になりやすいため，積極的な治療対象となります．よって，a が正解．この問題については他の選択肢を除外する形でも，正解にはたどり着けたと思います．

2 伝音難聴（総論）

どの難聴かで鑑別診断が大きく変わる

国試の傾向と対策

難聴をみたら，どんな難聴なのかを詰めていくことが大切です．その入口となるのが，伝音難聴 or 感音難聴の 2 択です．伝音難聴であれば**外耳〜中耳**までの異常，感音難聴であれば**内耳〜聴覚野**までの異常，と障害部位を絞ることが可能となります．まずは，伝音難聴から学んでいきましょう．

◆伝音難聴とは？

音は空気を振動させて伝わっていきますが，内耳へと伝わるルートは**気導**と**骨導**の 2 つがあります．具体的にいうと，気導は外耳→鼓膜→耳小骨（ツチ・キヌタ・アブミ骨）→前庭窓→内耳であり，骨導は骨→内耳です（**図 2-1**）．このうち，**気導の異常**で生じるのが伝音難聴です．

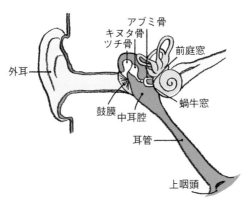

図 2-1　外耳・中耳の解剖

視点を変えれば，伝音難聴の場合は内耳に届きさえすれば聞こえるということですね．そのため，伝音難聴には**補聴器**がよい適応となります．通常の私たちの会話は 50 dB 程度の大きさでやり取りしていますが，補聴器はその音を増幅させることができます．音を大きくすることで，内耳になんとか伝えようとしているわけですね．ただし，基本的には**両側性の伝音難聴**に適応であることに注意してください．

◆オージオグラム

　皆さんも健康診断で経験したことがあると思いますが，音が聞こえたらボタンを押し，聞こえなくなったらボタンを離すといった検査を行う機械をオージオメーターといいます．それによって測定された図をオージオグラムといいます（**図 2-2**）．

　ポイントは，**聞こえるギリギリの音の大きさを評価している**ということ．健康な若い人が聞こえるギリギリの音の大きさを基準（0 dB）とし，どれくらいの大きさなら聞こえるかを計測します．つまり，難聴がひどいほど閾値が上がり，グラフは下にいくのです．

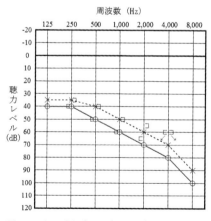

図 2-2　オージオグラム（113F25）

もう一度**図2-2**をみてみましょう．例えば，250 Hz の高さの音を聞かせたとき，約40 dB の強さでないと聞こえないことがわかります．8,000 Hz の高音になると約90〜100 dB の強さでないと聞こえないということですね．こうして，音域別に難聴の程度を知ることができるわけです．

　ちなみにですが，20 dB 上昇すると音の大きさは10倍程度になるといわれています．20 dB 以内であれば正常範囲内としますが，40 dB ということは通常よりも100倍程度の音の大きさを必要としているということであり，さすがに異常と判断します．

　もう1つ重要なのが，**気骨導および左右の区別**です．（気導 or 骨導）×（右 or 左）の計4通りを計測します．そして，気導は**右**…○，**左**…×，骨導は**右**…［，**左**…］で表されます．**図2-2** もよくみると，これら4通りが記載されていますね．

　これらを覚えないと今後必ずつまずくので，この場で確実に覚えてください．著者のオススメとして，右を基準とし，気導（右）は Right＝正しい（○），骨導（右）は耳介の形で覚えるのがよいです．

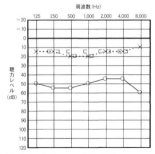

◆伝音難聴のオージオグラム

　基本がわかったところで，いよいよ本題に入っていきましょう．実は，伝音難聴かどうかはオージオグラムをみるだけで，一発でわかってしまいます．これはすごいですね (^^)

　前述した通り，気導の異常が伝音難聴です．そのため，**気導のみに異常がみられた場合を伝音難聴**と判断します．これを **A-B gap**（A は Air，B は Bone）といいます（**図2-3**）．**図2-3** では，右の気導のみ閾値が上がっていますね．

図 2-3　A-B gap（104D1）

逆に，気導と骨導の両方で異常がみられた場合は，内耳〜聴覚野の異常（→感音難聴）を疑います．

◆ Rinne 試験

オージオグラムが優秀であるため，難聴に対する身体所見の重要性は高くありません．しかし，原理を知ることで，より難聴への理解が深まると思いますので，解説しておきます．がっつり暗記するというよりも，教養として学んでください．

Rinne 試験は，音叉を耳介の後ろにくっつけて，聞こえなくなったところで音叉を耳元に近づけるというものです（**図2-4**）．言い換えると，骨導→気導の順にチェックしているわけです．なぜこの順番かというと，骨導よりも気導のほうがより敏感に聞き取れるためです．

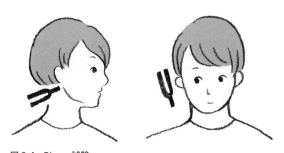

図 2-4　Rinne 試験

正常あるいは感音難聴であれば，骨導で聞こえなくなっても，耳元に近づけると気導によって再び音が聞こえるようになります．これは Rinne 試験（＋）と判定します．一方，気導のみ聞こえない場合は Rinne 試験（−）となり，**伝音難聴を考える**ということになります．気導の異常を検出するという考え方は，オージオグラムの A-B gap と似てますね．

💡 Rinne 試験 → 陰性なら伝音難聴を考えよう！

◆ Weber 試験

　もう１つの Weber 試験はより簡便で，音叉を前額部の正中に当てるだけです（**図2-5**）．Rinne 試験と違って骨導のみを調べており，**左右差があれば異常**と判定します．

　骨導のみですが，実は伝音難聴と感音難聴の区別もできてしまいます．例えば右耳の感音難聴の場合，当然，右側（病側）で小さく聞こえます．反対に，右耳の伝音難聴の場合，右側（病側）で大きく聞こえます．これはなぜかというと，気導が伝わりづらくなっているために，内耳が少しでも音を拾おうと過敏になっているからです．

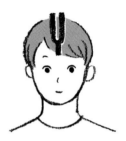

図 2-5　Weber 試験

　まとめると，Weber 試験で左右差がみられた場合，**伝音難聴ならば病側，感音難聴なら健側で大きく聞こえる**ということです．

　Rinne 試験よりも Weber 試験のほうがよくない？と思ったかもしれませんが，Weber 試験には１つ大きな弱点があります．それは，左右差で判定するため，両側性の難聴には使えないということです．つまり，Weber 試験は**片側性の難聴**にしか使えません．

💡 Weber 試験 → 片側性の難聴の鑑別に使える！

3 炎症症状より難聴が主体となる
伝音難聴①

　次章と合わせ，伝音難聴の各論を学んでいきます．本章で扱う3つの疾患は，いずれも病名に「中耳炎」とつきますが，**伝音難聴が症状の主体となるため**，急性中耳炎とは分けて考えておいたほうがわかりやすいです．

◆慢性中耳炎

　その名の通り，急性中耳炎が慢性化したものです．昨今では医療レベルの向上もあり，あまりみかけなくなりました．急性中耳炎とは異なり，**黄色ブドウ球菌**や**緑膿菌**が起因菌として多いです．

　慢性中耳炎のポイントは，耳鏡で**鼓膜穿孔**がみられることです（**図3-1**）．鼓膜に穴が空いていると，前庭窓（入口）だけでなく蝸牛窓（出口）にも音が伝わってしまって音が相殺されるため，**伝音難聴**をきたします．また，その穴を通じて**耳漏**がみられます．

　治療は**保存療法**（抗菌薬など）に加え，**鼓室形成術**が有効です．これは，鼓膜を修復しつつ，肉芽などの不要なものを除去したり，ときに耳小骨を再建したりと，鼓室（中耳腔）内の環境を整える手術です．

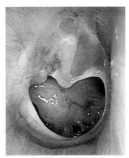

図 3-1　鼓膜穿孔（108E47）

◆滲出性中耳炎

　中耳腔内は耳管によって上咽頭とつながっています．耳管は嚥下やあくびによって開き，中耳腔内の気圧差を調節したり，老廃物を排泄したりする役割を担っています．この機能が低下し，**中耳腔内が陰圧化して分泌液が溜まってしまう**のが，滲出性中耳炎です．

　水の中では音が聞き取りづらいように，**伝音難聴**や**耳閉塞感**をきたします．一方で，分泌液が溜まっているだけなので，耳痛や耳漏はみられません．耳鏡ではその病態を反映して，**中耳腔内の分泌液貯留**や**鼓膜の内陥**を認めます（**図 3-2**）．また，後で詳しく解説しますが，ティンパノグラムでは **B 型**を示します．

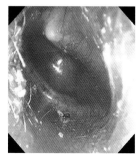

図 3-2　滲出性中耳炎
（116A54）

　滲出性中耳炎は，耳管が未発達である**幼児**に好発します．急性上気道炎に続発することも多いですね．最も注意すべきは，耳管を閉塞するような占拠性病変が上咽頭にないか？という点です．**小児ではアデノイド増殖症，成人**（特に高齢者）**では上咽頭癌**に注意しましょう．

 Amasawa's Advice

　💡 **滲出性中耳炎 → 成人では上咽頭癌が隠れていないか注意！**

　治療は，**耳管通気法**（耳管から中耳腔内へ空気を送気する）や**鼓膜チューブ留置術**（鼓膜にチューブを留置して，陰圧化の解除と分泌液排泄を行う）が有効です（**図 3-3**）．もちろん，原因（上咽頭癌など）があれば，その治療もお忘れなく．

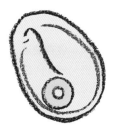

図 3-3　鼓膜チューブ留置術

◆真珠腫性中耳炎

　鼓膜の上皮が中耳腔内に侵入してしまい，激しい炎症を起こすのが真珠腫性中耳炎です．ときに，**悪臭の強い耳漏**がみられることもあります．

重要	**耳漏といえば**

　① **慢性中耳炎**
　② **真珠腫性中耳炎**（**悪臭を伴う**）

　真珠腫性中耳炎は **Prussak 腔**（プルサック）という中耳腔の上方に好発しやすく，耳鏡ではここに近接する**鼓膜上部**（弛緩部）に**白色塊**（**あるいは痂皮**）としてみられるのが特徴的です（**図 3-4, 5**）．

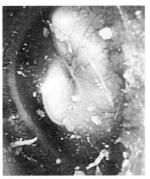

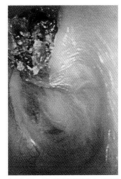

図 3-4　鼓膜弛緩部の白色塊
（108A8）

図 3-5　鼓膜弛緩部の痂皮
（109A27）

　ポイントは，激しい炎症のために**骨破壊性**をもつことです．耳小骨を破壊すれば，**伝音難聴**をきたします．進行して内耳や中枢に炎症が及べば，感音難聴や髄膜炎/脳炎などを引き起こします．どこまで炎症が及んでいるかなどを評価するためには，**側頭骨 CT** が有用です（**図 3-6**）．

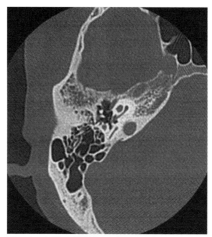
図 3-6　右側の側頭骨 CT（110A37）

　治療は慢性中耳炎と同様，**鼓室形成術**が有効です．なお，真珠腫性中耳炎の一部は先天性に生じたり，先ほど学んだ滲出性中耳炎に続発するものもあります．

重要　**鼓室形成術といえば**

　① **慢性中耳炎**
　② **真珠腫性中耳炎**

伝音難聴①

慢性中耳炎

原因	急性中耳炎
起因菌	黄色ブドウ球菌，緑膿菌 嫌気性菌
症状	伝音難聴，耳漏
耳鏡	鼓膜穿孔
治療	保存療法（抗菌薬，排膿など） 鼓室形成術

滲出性中耳炎

好発	幼児
原因	急性上気道炎 アデノイド増殖症（小児），上咽頭癌（成人）
症状	伝音難聴，耳閉塞感
耳鏡	中耳腔内の分泌液貯留，鼓膜の内陥
検査	ティンパノグラムで B 型
治療	耳管通気法 鼓膜チューブ留置術 原因の除去
備考	耳痛や耳漏はみられない 小児では両側性が多い

真珠腫性中耳炎

好発部位	Prussak 腔
症状 合併症	伝音難聴，悪臭の強い耳漏 感音難聴，めまい，顔面神経麻痺，髄膜炎/脳炎
耳鏡	鼓膜弛緩部の白色塊（あるいは痂皮）
検査	側頭骨 CT
治療	鼓室形成術
ポイント	骨破壊性をもつ 先天性あるいは滲出性中耳炎に続発することもある

解 い て み た
伝音難聴①

オリジナル

次のうち，**誤っている**のはどれか．

a　耳管は鼓室と上咽頭をつないでいる．

b　聴覚伝導路には下丘が含まれる．

c　アブミ骨から前庭窓に音が伝わる．

d　高音は蝸牛頂近くで感知する．

e　アブミ骨筋は顔面神経支配である．

思考のプロセス

　解剖学・生理学の復習です．1つずつみていきましょう．a はいいですね．本文でも述べましたが，耳管は嚥下やあくびによって開き，中耳腔内の気圧差を調節したり，老廃物を排泄したりする役割を担っています．b もいいですね．下丘といえば聴覚，上丘といえば視覚が関係します．c もいいですね．耳小骨はツチ骨→キヌタ骨→アブミ骨の順に音が伝わり，アブミ骨からは前庭窓へとつながります．d が違いますね．高い音ほど蝸牛の入口に近いところで感知します．e はいいですね．アブミ骨筋反射の有無によって，顔面神経麻痺の部位推定にも役立ったりもします．よって，d が正解．

　本書では解剖学・生理学の知識はある程度前提としているため，あまり触れていませんが，本問を通してしっかり復習しておいてください．

51歳の女性. 難聴と耳漏とを主訴に来院した. 25年前から時々耳漏があった. 5年前から徐々に難聴が増悪し, 耳漏を繰り返すようになった. 側頭骨エックス線写真で乳突洞の発育は抑制されているが, 骨破壊は認めない. 右耳の鼓膜写真とオージオグラムとを次に示す.

適切な治療はどれか.

a 鼓室形成術

b 中耳根治術

c アブミ骨手術

d 試験的鼓室開放術

e 人工内耳植え込み術

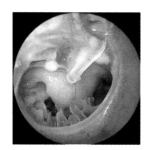
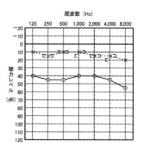

思考のプロセス

　難聴＋耳漏ですから, 慢性中耳炎と真珠腫性中耳炎の2つをまずは考えます. 骨破壊は認めないということですから, 慢性中耳炎のほうが考えやすいですね. その上で画像をみてみると, 鼓膜が穿孔しており, オージオグラムでは右耳のA-B gapを認めています. やはり, 慢性中耳炎ですね. よって, aが正解.

　なお,「乳突洞の発育は抑制」と問題文にありますが, 乳突洞〜乳突蜂巣は中耳腔とつながっています. 慢性中耳炎では, 乳突洞〜乳突蜂巣の発育がしばしば不良になります. 余裕があれば覚えておいてください.

112D3

小児期からの増悪と寛解を繰り返す耳漏を主訴に受診した患者の左鼓膜写真を示す.

この疾患で，耳漏の細菌検査で同定される可能性が最も高いのはどれか.

a 結核菌

b 肺炎球菌

c 黄色ブドウ球菌

d インフルエンザ菌

e *Moraxella catarrhalis*

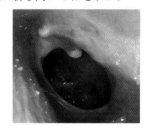

思考のプロセス

　耳漏を生じていることから，慢性中耳炎と真珠腫性中耳炎の2つをまずは考えます．鼓膜写真をみると，穿孔しているのは明らかであり，エピソードと合わせて慢性中耳炎が考えやすいです．慢性中耳炎の起因菌といえば，黄色ブドウ球菌や緑膿菌でしたね．よって，c が正解.

　a の結核菌も慢性中耳炎を生じる起因菌となり，難治性になりやすいことが知られています．ただし，比較的稀であるため，「可能性が最も高い」という点で c に答えを譲ります．なお，b, d, e は急性中耳炎の起因菌ですね.

103G11

耳痛を**伴わない**のはどれか.

a 　耳　　癤

b 　扁桃周囲炎

c 　急性中耳炎

d 　滲出性中耳炎

e 　Ramsay Hunt 症候群

<hr>

思考のプロセス

　滲出性中耳炎は分泌液が貯留しているだけなので，基本的に耳痛や耳漏を伴いません．よって，d が正解.

　a について補足しておきます．癤とは皮膚感染症の１つで，俗にいう「おでき」のことです．外耳には皮膚組織があるといいましたが，ここに生じたものを耳癤と呼ぶわけです.

113D30

66歳の女性．左耳閉感を主訴に来院した．2週間前から左耳閉感を自覚するようになったため受診した．耳痛やめまいはない．鼻腔内および口腔内に異常を認めない．左上頸部に硬い腫瘤を複数触知する．左耳の鼓膜写真を示す．病変の有無を確認すべき部位はどれか．

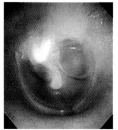

a　耳下腺
b　上咽頭
c　中咽頭
d　下咽頭
e　喉頭

思考のプロセス

　左耳閉塞感が主訴であり，伝音難聴を伴っている可能性が高いです．これ以上，病歴で絞るのは厳しそうですね．病歴で絞りきれないときには，画像が典型的であるのが国試の特徴です．安心して画像をみてみると，鼓膜の奥に分泌液貯留（気体と液体の境界がよくわかりますね）が認められます．滲出性中耳炎ですね．

　成人（特に高齢者）の滲出性中耳炎では上咽頭癌が隠れていないか注意しなければなりません．今回は左上頸部に硬い腫瘤を複数触知しており，上咽頭癌＋リンパ節転移が十分に疑われる状況です．よって，bが正解．

6歳の男児. 小学校入学時の検査で左の難聴を指摘され来院した. 耳痛と耳漏とはない. 家族歴と既往歴とに特記すべきことはない. オージオグラムは平均約 50 dB の伝音難聴である. 鼓膜の写真を次に示す.

考えられるのはどれか.

a　急性中耳炎
b　滲出性中耳炎
c　慢性化膿性中耳炎
d　先天性中耳真珠腫
e　聴神経腫瘍

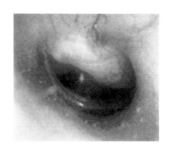

思考のプロセス

　小児の伝音難聴です. 病歴で絞り込むのは難しそうですね. 前問同様, こういったときの画像は典型的なはず. 安心して画像をみてみると, 鼓膜上部（鼓膜弛緩部）に白色塊を認めますね. 真珠腫性中耳炎の所見です. よって, d が正解. 他の選択肢はみるまでもありません.

53歳の女性．右側頭部痛とふらつきを主訴に来院した．3か月前に右側頭部
痛が出現し，歩行時と体動時に体が揺れる感覚を自覚するようになった．1
週間前から右耳にセミの鳴くような耳鳴りも出現した．自宅近くの診療所で
投薬治療を受けたが改善しないため受診した．既往歴と家族歴とに特記すべ
きことはない．血液所見に異常を認めない．神経学的所見に異常を認めない．
右鼓膜の写真と右側頭骨CTとを示す．

今後，出現する可能性が高い症状はどれか．**2つ選べ．**

a　右難聴
b　開口障害
c　右眼瞼下垂
d　回転性めまい
e　右顔面けいれん

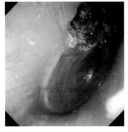 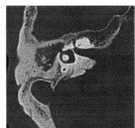

思考のプロセス

　右側頭部痛やふらつきなど，難聴とは一見関係のないような訴えがみられ
ます．病歴からは特異的な情報を得られないため，画像にうつりましょう．
繰り返しになりますが，こういうときの画像は典型的なはずです．すると，
鼓膜上部（弛緩部）に痂皮（かさぶた）があるのがわかります．真珠腫性中
耳炎を考えるべき所見でした．

　側頭骨CTは見慣れていないと難しいと思いますが，本来，中耳腔内には
空気があるはずですが，それが消失しています．病巣が中耳腔内を占拠して
いるということを示しています．内部には破壊された骨構造もみられており，
真珠腫性中耳炎に合致する所見です．

　真珠腫性中耳炎は進行する方向によって多様な症状をきたすことが知られ
ています．そのため，より中枢に近づけばb，c，eも起こしうるのですが，
まずは中耳（や内耳）などに異常をきたすのが先でしょう．よって，a，d
が正解．

4 伝音難聴②

ティンパノグラムは強い味方！

　前章に引き続き，伝音難聴の各論を学んでいきます．加えて，本章は**ティンパノグラム**についても学んでいきます．無味乾燥な暗記だと忘れやすいので，病態生理からしっかり理解するとよいです．

◆耳硬化症

　稀な疾患ですが，耳を構成する骨の一部の骨化が不十分となり，結果として難聴をきたしてしまう疾患です．多くは両側に生じるため，**両側性の伝音難聴**をみたら必ず鑑別に挙げるようにしましょう．

Amasawa's Advice

両側性の伝音難聴 → 耳硬化症を考えよう！

　オージオグラムが非常に特徴的です．**低音のほうがより聞き取りづらくなる**のに加え，**2,000 Hz のみ混合性難聴になる**のがポイントです（**図4-1**）．ティンパノグラムでは **As型**を示します．これについては，後ほど詳しく説明しますね．なお，耳硬化症では静かな場所ほど聞こえづらく，うるさい場所ほど聞こえやすいという奇妙な現象がみられることも知られています．

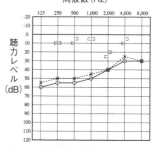

図 4-1　耳硬化症 （110A37）

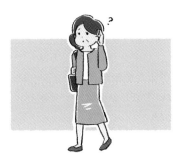
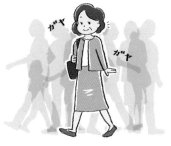

　耳硬化症による伝音難聴は，耳小骨の1つであるアブミ骨と周囲の骨との固着によって生じます．そのため，アブミ骨を摘出し，人工アブミ骨を用いることで改善が見込めます．これを**アブミ骨手術**といいます．

> **Amasawa's Advice**
>
> **アブミ骨手術 → 耳硬化症に有効！**

◆外傷その1〜耳小骨離断〜

　外傷によって耳小骨の連結がバラけてしまったものを耳小骨離断といい，**伝音難聴**をきたします（**図4-2**）．ティンパノグラムでは **Ad型**を示します．基本的には**手術**が必要です．

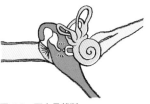

図4-2　耳小骨離断

◆外傷その2〜鼓膜穿孔〜

　外傷によって鼓膜が破れてしまったもので，慢性中耳炎同様に**伝音難聴**をきたします．上皮が残っていれば再生が望めるため，**経過観察**でOK．実際，90％程度は自然治癒します．一方，上皮も障害されて再生が望めない場合は，**鼓室形成術**を施行します．

◆ティンパノグラム

　それでは，これまで温めておいたティンパノグラムについて学んでいきましょう．ティンパノグラム（**グラフ**）を得るための検査をティンパノメトリといいます．前提として必ずおさえておいて欲しいのは，ティンパノメトリ**は伝音難聴をきたす疾患に用いる検査**だということです．

　原理を細かく覚える必要はありませんが，外耳道の圧を陽圧〜陰圧に変化させ，鼓膜の動きやすさ（コンプライアンス）を捉える検査になります．鼓膜の抵抗をみるという見方もできることから，ティンパノグラムはインピーダンスオージオメトリともいわれます．

　正常では，何も圧をかけない状態（0 mmH$_2$O）で最も鼓膜の動きがよいです．これを **A 型**といいます（図4-3）．コンプライアンスの値そのものは気にしなくてよいですが，図4-3 では 0 mmH$_2$O におけるコンプライアンスが最も高いことがわかりますね．これを基準として，異常を学んでいきましょう．

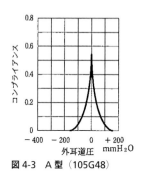

図 4-3　A 型（105G48）

　耳管が狭窄すると，**C 型**を示します（図4-4）．滲出性中耳炎でお話ししましたが，耳管の機能が低下すると中耳腔内は陰圧化します．これにより，鼓膜は内側から引っ張られるようになります．耳鏡では鼓膜の内陥としてみられるのでしたね．この状態では，外耳道が陰圧になることで釣り合いがとれる＝コンプライアンスを最大化できるので，A 型の波形が陰圧のほうに移動したような形となります．図4-4 では，外耳道を −200 mmH$_2$O の陰圧にすることで，最もコンプライアンスが高くなっていることがわかりますね．

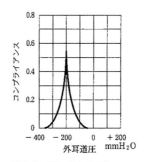

図4-4　C型（105G48）

　上記が進行し，中耳腔内に分泌液が貯留する＝滲出性中耳炎に至ると **B型**を示します（**図4-5**）．外耳道に陰圧をかけるとコンプライアンスの改善が得られるのは C 型と同じですが，分泌液貯留の影響でその変化は小さくなり，釣り合いもとれない状態となります．他のものとは明らかに波形の形が違うので，覚えやすいですね．

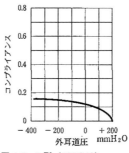

図4-5　B型（105G48）

　続いて，何も圧をかけない状態（0 mmH₂O）で最も鼓膜の動きがよいのは同じだけれども，正常よりもコンプライアンスが異常に小さくなるものが **As型**で，耳硬化症の所見です．耳硬化症の伝音難聴はアブミ骨と周囲の骨との固着で生じるので，動きが悪くなるというのも理解できるでしょう．逆に，正常よりもコンプライアンスが異常に大きくなるものは **Ad型**で，耳小骨離断の所見です（**図4-6**）．耳小骨の連結がバラけてしまったことで，鼓膜がグラグラになってしまうというイメージで覚えておくといいでしょう．なお，s は shallow（浅い），d は deep（深い）の略です．

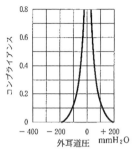

図4-6　Ad 型（105G48）

　病態生理から導くことで，忘れにくくなりますし，グラフの意味もわかる
と楽しくなると思います．伝音難聴の鑑別に非常に有用なので，嫌がらずに
会得しておくことをオススメします．最後にまとめておきます．

重要　ティンパノグラムの所見まとめ

A 型	：正常
As 型	：耳硬化症
Ad 型	：耳小骨離断
B 型	：滲出性中耳炎
C 型	：耳管狭窄

伝音難聴②

耳硬化症

症状	両側性の伝音難聴
検査	オージオグラムで 2,000 Hz のみ混合性難聴 ティンパノグラムで As 型
治療	アブミ骨手術
備考	低音が聞き取りづらい うるさい場所ほど聞き取りやすい

耳小骨離断

原因	外傷
症状	伝音難聴
検査	ティンパノグラムで Ad 型
治療	手術

鼓膜穿孔

原因	外傷
症状	伝音難聴
耳鏡	鼓膜穿孔
治療	経過観察 鼓室形成術

解いてみた
伝音難聴②

116F37

45歳の女性. 両側の難聴と耳鳴を主訴に来院した. 難聴は25歳ごろから自覚し, 徐々に増悪している. 35歳ごろから耳鳴を伴うようになった. 両側の鼓膜に異常を認めない. オージオグラムを次に示す.

最も考えられるのはどれか.

a　耳硬化症
b　聴神経腫瘍
c　滲出性中耳炎
d　メニエール病
e　若年発症型両側性感音難聴

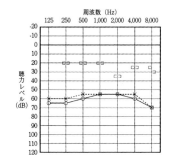

思考のプロセス

　難聴から耳鼻科疾患を考えます. 病歴からはこれ以上絞ることは難しそうなので, 画像をみてみましょう. こういうときの画像は典型的なはず. すると, 両側性の伝音難聴であることがわかりますね. 両側性の伝音難聴といえば, 耳硬化症を考えるべきです. 特徴的な2,000 Hzの混合性難聴も認めますね. よって, aが正解. 他の選択肢はみるまでもありません.

110A37

48歳の女性. 難聴と耳鳴りとを主訴に来院した. 3年前から徐々に増悪する両側の難聴と耳鳴りとを自覚していた. 1か月前から会話が困難となり受診した. めまいの自覚はない. 身長158 cm, 体重62 kg. 両側鼓膜に異常を認めない. 尿検査と血液検査とに異常を認めない. オージオグラムと右側頭骨CTの水平断像とを示す.

この患者に対する治療として適切なのはどれか.

a　鼓室形成術
b　アブミ骨手術
c　免疫抑制薬投与
d　鼓膜チューブ留置術
e　副腎皮質ステロイド投与

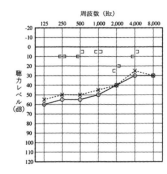 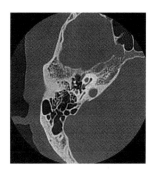

思考のプロセス

　難聴から耳鼻科疾患を考えます. 病歴からはこれ以上絞ることは難しそうなので, 画像をみてみましょう. すると, 両側性の伝音難聴（低音主体）および2,000 Hzの混合性難聴を認めています. 前問同様, 耳硬化症ですね. よって, bが正解.

　側頭骨CTも示されていますが, 中耳腔（＋乳突蜂巣）のairは保たれているということがわかれば十分です. せっかくなので, 第3章 解いてみた112D63（→p.27）と比較しておきましょう.

101A12

30歳の男性．右難聴を主訴に来院した．1年前，バイクで走行中に転倒し，頭部右側を打撲した．転倒直後に右耳から出血し，難聴を自覚したが放置していた．1年経っても難聴が改善しない．鼓膜所見に異常はない．純音聴力検査の結果を次に示す．

考えられるのはどれか．

a　滲出性中耳炎

b　突発性難聴

c　外リンパ瘻

d　機能性難聴

e　耳小骨離断

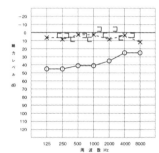

思考のプロセス

　外傷後の難聴ですね．オージオグラムをみると，たしかに右耳の伝音難聴がみられています．外傷エピソードと合わせると，耳小骨離断や鼓膜穿孔が考慮されますね．鼓膜所見に異常はないとのことなので，前者が考えられるでしょう．よって，e が正解．

105G25

補聴器の装用効果が最も大きいのはどれか.

a　内耳炎
b　耳硬化症
c　騒音性難聴
d　突発性難聴
e　ウイルス性難聴

思考のプロセス

　補聴器は両側性の伝音難聴によい適応です.両側性の伝音難聴をきたす疾患といえば,耳硬化症が代表的でしたね.よって,bが正解.

5 感音難聴（総論）

耳鼻咽喉科の山場

国試の傾向と対策

これまで学んだ伝音難聴は比較的とっつきやすかったと思いますが，それに比べると感音難聴はとっつきにくい印象があるかもしれません．ですが，ポイントさえ掴んでしまえば，そう難しくありません．国試では，**原因を特定する**ことがよく問われます．

◆感音難聴とは?

中耳に届いた音波は，前庭窓から内耳へと伝わります．内耳の中にはリンパ液が流れており，ここにある**有毛細胞**が刺激され，中枢へと伝わります．

内耳・中枢の異常によって生じる難聴が感音難聴です．オージオグラムでは気導と骨導の両方に異常がみられます（**図5-1**）．内耳の異常による感音難聴を**内耳性難聴**，中枢の異常による感音難聴を**後迷路性難聴**と呼び分けたりもします．

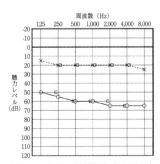

図 5-1　右耳の感音難聴（116A41）

なお，原因を特定したとしても根治が難しいことも少なくありません．そのため，不可逆的な感音難聴によって生活に著しい支障をきたしている場合，**人工内耳**の適応となります．人工内耳装着後はMRIが原則禁忌となります．

◆内耳性難聴

　内耳性難聴の代表疾患としては，Ménière病，突発性難聴，老人性難聴，騒音性難聴などが挙げられます．共通する特徴としては，**聴覚補充現象（リクルートメント現象）が陽性**になることです．これは何かというと，小さい音は聞こえないものの，一定以上の音の大きさになると急に大きな音として感知する現象です．後迷路性難聴ではみられないため，鑑別に有用です．

　この聴覚補充現象を調べる検査として，**SISIテスト**，**ABLBテスト**，**自記オージオグラム**があります．

> **重要　聴覚補充現象の検査といえば**
>
> ① SISIテスト
> ② ABLBテスト
> ③ 自記オージオグラム

◆後迷路性難聴

　後迷路性難聴の代表疾患としては，聴神経腫瘍，多発性硬化症，脳血管障害などが挙げられます．聴覚補充現象は陰性であり，聴力は著しく低下することが多いです（**図5-2**）．**図5-2**で下向きの矢印が記載されていますね．これは「測定不能」を意味します．

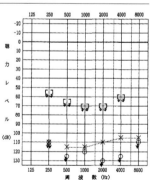

図5-2　高度の感音難聴（98D9）

また，音そのものが聞こえないというよりも，話し言葉が聞き取りづらくなることが多いです．このため，後迷路性難聴はより**日常生活に支障をきたしやすい**です．「電話の呼び鈴は聞こえるけど，内容が聞き取れない」といって，外来を受診することもあります．

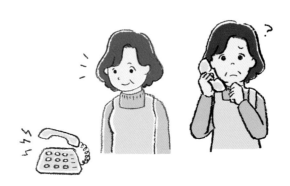

◆聴性脳幹反応（ABR）

　これまで学んだオージオグラムなどはあくまで本人の自覚症状を元にデータを出しています．一方で，聴性脳幹反応（ABR）はクリック音を 1,000~2,000 回聞かせ，脳幹から出てくる反応（脳波のようなもの）を分析する検査です（**図 5-3**）．そのため，**客観性に優れた検査**であるのが特徴です．

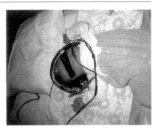

図 5-3　ABR（97G101）

　細かく覚える必要はありませんが，波形はⅠ~Ⅵ波まであり，Ⅰ波は蝸牛神経，Ⅱ波は蝸牛神経核，Ⅲ波は上オリーブ核，Ⅳ波は外側毛帯，Ⅴ波は下丘，Ⅵ波は内側膝状体の機能をそれぞれ表します（**図 5-4**）．ちなみにですが，脳死後しばらくはⅠ波が残存します．これが，死人も耳だけは最後まで聞こえているといわれている所以です．

蝸牛神経から内側膝状体までを調べられるため，**後迷路性難聴**の鑑別に有用です．異常があれば，**潜時の延長 or 無反応**としてみられます．

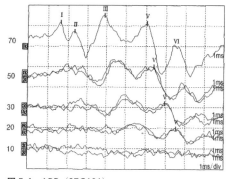

図 5-4 ABR（97G101）

また，**乳幼児**など音が聞こえたかどうか返答できない人にも有用です．さらに，客観性に優れていることから**機能性難聴**を見分けるのにも使われています．

| 重要 | **聴性脳幹反応（ABR）といえば** |

① 後迷路性難聴
② 乳幼児
③ 機能性難聴

鑑別疾患を列挙しよう
感音難聴（片側性）

感音難聴は，**片側性 or 両側性**で想起する疾患が大きく変わります．本章では，**片側性の感音難聴**を主にきたす疾患を学んでいきましょう．片側性の感音難聴ではめまいを伴いやすいのもポイントです．

◆ Ménière 病
（メニエール）

Ménière 病は聞いたことがある人も多いでしょう．**ストレス**が主な原因といわれており，**30 ～ 50 代の働き盛り**に好発する疾患です．内耳の中に流れるリンパ液の吸収力が下がることで内リンパ水腫が生じ，**片側性の感音難聴**（特に低音）**＋末梢性めまい**（回転性めまい）をきたすといわれています．

診断をする上で最も重要なのは，**反復する発作のエピソードがあるかどうか**です．これがなければ，確定診断することはできません．

なお，内耳性難聴であるため，聴覚補充現象は陽性になります．また，末梢性めまいに関連して，Romberg 徴候が陽性，カロリックテストで半規管麻痺（CP）が認められます．これらについてはいずれ詳しく解説しますので，ここでは軽く流しておいてください．

Ménière 病には，**メイロン**（炭酸水素ナトリウム）が有効です．正確な機序は不明ですが，内耳で CO_2 を産出し，血管拡張を促すためと考えられています．他に，ストレスの回避，血管拡張薬，利尿薬，手術も有効です．

◆突発性難聴

病名の通り，突発的に**片側性の感音難聴＋末梢性めまい**を生じる疾患です．正確な原因は不明ですが，**ストレス**や**ウイルス**が関与するといわれています．

Ménière病と違い，**基本的には反復しません**．これがMénière病との最大の鑑別点であり，とても重要な点です．逆にいえば，初発発作のMénière病と突発性難聴は区別がつかないともいえます．

早期の治療介入が後遺症を生じるかどうかの鍵といわれており，ステロイド，ビタミンB_{12}，ATP，プロスタグランジン（PG）といった**内耳機能改善薬**が用いられます．

◆外リンパ瘻

重いものを持ち上げる，強く鼻をかむなどの**力んだ動作**あるいは**外傷**によって，前庭窓もしくは蝸牛窓が破れ，中耳腔内にリンパ液が漏れ出てしまう疾患です（**図6-1**）．

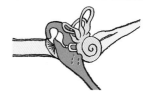

図6-1　外リンパ瘻

典型的には「ポン」「パチン」といった**ポップ音**が聞こえた後，**片側性の感音難聴＋末梢性めまい**がみられます．ちなみにですが，病側を下にすると増悪します．これはリンパ液の漏出が多くなるためと考えられています．

Amasawa's Advice

ポップ音後の片側性感音難聴 → 外リンパ瘻を考えよう！

治療は**内耳機能改善薬**（ステロイド，ビタミンB_{12}，ATP，PG）が有効です．小さな瘻孔（穴）であれば自然閉鎖が望めますが，瘻孔が大きい場合は**手術**が必要になることもあります．

◆聴神経腫瘍

　内耳神経（第Ⅷ脳神経）は，蝸牛神経と前庭神経の２つからなります．名前からは由来を誤解されやすいのですが，聴神経腫瘍は**前庭神経**（のシュワン細胞）から発生する**良性腫瘍**です．

　内耳道～小脳橋角部を占拠し，**片側性の感音難聴＋中枢性めまい**（非回転性めまい）をきたします．CTでは小さな腫瘍を見逃してしまうため，**MRIが基本の検査**となります（図6-2）．大きくなれば，顔面神経麻痺や小脳症状を伴うこともあります．

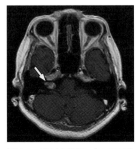

図6-2　聴神経腫瘍（107D51）

　なお，中枢の異常であるため，後迷路性難聴の１つです．そのため，聴覚補充現象は陰性になりますし，聴性脳幹反応では潜時の延長 or 無反応が認められます．

　治療は，**手術**あるいは**定位放射線治療**（**ガンマナイフ**）が有効です．ただし，とてもデリケートな部位にできるので，治療介入をおいそれと気軽にはできません．幸いにも良性腫瘍であるため，見つけたら即治療！……というよりも，まずは**経過観察**し，リスクとベネフィットを天秤にかけながら，治療介入の時期を慎重に検討するというのが現実的です．

　なお，国試では有名な知識ですが，両側性の聴神経腫瘍をみたら神経線維腫症Ⅱ型（NF-Ⅱ）を必ず考えるようにしましょう．

Amasawa's Advice

 両側性の聴神経腫瘍 → 神経線維腫症Ⅱ型を考えよう！

感音難聴（片側性）

Ménière 病

好発	30〜50代
原因	ストレス
病態生理	内リンパ液の吸収低下（内リンパ水腫）
症状	片側性の感音難聴（特に低音） 末梢性めまい
身体所見	Romberg 徴候（+）
検査	聴覚補充現象（+） カロリックテストで半規管麻痺（CP）
治療	メイロン（炭酸水素ナトリウム） ストレス回避，血管拡張薬，利尿薬，手術
備考	反復する発作が診断に重要である

突発性難聴

好発	中年
原因	ストレス，ウイルス
症状	片側性の感音難聴 末梢性めまい

身体所見	Romberg 徴候（＋）
検査	聴覚補充現象（＋） カロリックテストで半規管麻痺（CP）
治療	内耳機能改善薬（ステロイド，ビタミン B_{12}，ATP，PG） 高圧酸素療法，星状神経節ブロック
備考	反復なしが診断に重要である 早期の治療介入が重要である

外リンパ瘻

原因	力んだ動作，外傷
病態生理	前庭窓もしくは蝸牛窓が破れ，リンパ液が中耳腔内に漏れる
症状	片側性の感音難聴 末梢性めまい
増悪因子	病側を下にする
身体所見	Romberg 徴候（＋）
検査	聴覚補充現象（＋） カロリックテストで半規管麻痺（CP）
治療	内耳機能改善薬（ステロイド，ビタミン B_{12}，ATP，PG） 手術
備考	瘻孔ができるときにポップ音が聞こえる

聴神経腫瘍

発生	前庭神経のシュワン細胞
症状	片側性の感音難聴 中枢性めまい 顔面神経麻痺，小脳症状
検査	聴覚補充現象（−） ABR で潜時の延長・無反応 MRI で内耳道〜小脳橋角部の腫瘤
治療	経過観察 手術，定位放射線治療（ガンマナイフ）
備考	良性腫瘍である 両側性の場合は神経線維腫症Ⅱ型（NF-Ⅱ）を考える

解いてみた
感音難聴（片側性）

97H13

反復する回転性めまい発作患者の聴力像を次に示す.

考えられるのはどれか.

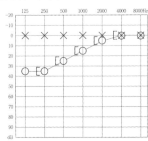

a　中毒性平衡障害

b　良性発作性頭位眩暈症

c　前庭神経炎

d　Ménière 病

e　聴神経腫瘍

・・・・・・・・・・・・・・・・・・・・・・・・・・・・・ 思考のプロセス ・・・・・・・・・・・・・・・・・・・・・・・・・・・・・

　オージオグラムをみると，右耳の気導および骨導の両方において，閾値が上がっていることがわかります．片側性の感音難聴の所見ですね．末梢性めまいも伴っています．低音主体であり，反復していることから，Ménière 病の診断に迷いはないでしょう．よって，d が正解.

　2 周目の人向けに，他の選択肢も解説しておきます（1 周目の人は飛ばしてください）．a は両側性の感音難聴をきたしますね．b および c はめまいだけを起こす疾患でした．e は片側性の感音難聴をきたす点は一緒ですが，末梢性めまい（回転性めまい）ではなく，中枢性めまい（非回転性めまい）を伴うはずです.

52歳の男性．起床時に回転性めまい，左難聴および耳鳴りを自覚したため
来院した．これまで同様の症状をきたしたことはなかった．身長170 cm，
体重72 kg．体温36.5℃．尿検査と血液検査とに異常を認めない．これまで
耳漏と顔面神経麻痺が出現したことはない．両側鼓膜に異常を認めない．オー
ジオグラムを示す．

考えられる疾患はどれか．**2つ選べ**．

a　Ménière病
b　前庭神経炎
c　突発性難聴
d　真珠腫性中耳炎
e　良性発作性頭位めまい症

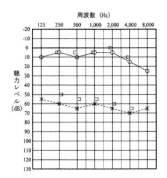

思考のプロセス

　左難聴＋末梢性めまいが主訴ですね．オージオグラムをみると，左耳の感
音難聴をきたしていることがわかります．片側性の感音難聴ですから，
Ménière病，突発性難聴，外リンパ瘻，聴神経腫瘍などが鑑別として挙げら
れます．よって，a，cが正解．

　なお，反復するエピソードがないことから，突発性難聴のほうがより考え
やすいものの，初発発作のMénière病も除外できません．とりあえずは突
発性難聴として対応し，以降反復するようであればMénière病の診断になる，
というのがセオリーとなります．

突発性難聴において**誤っている**のはどれか.

a ウイルスが関与するといわれている.

b 中年に好発する.

c 1/3 は後遺症がみられる.

d 再発しやすい.

e ステロイドや ATP 製剤を用いる.

思考のプロセス

　突発性難聴は反復しない点が Ménière 病との最大の鑑別点でした. よって, 誤っているものとしては, d が正解ですね.

　他の選択肢もみてみましょう. a はいいですね. 正確な原因は不明であるものの, ストレスやウイルスが関与するといわれています. b は本文で述べませんでしたが, 40〜60 代の中年に好発します. c も初見ですが, 1/3 は自然に治る, 1/3 は治療によって治る, 1/3 は後遺症を残すといわれています. e はいいですね. 内耳機能改善薬として, ステロイド, ビタミン B_{12}, ATP, プロスタグランジンが有効です.

23歳の男性．めまい，右難聴および右耳鳴りを主訴に4日前から入院中である．5日前に海外旅行から帰国した．4日前の起床時に右耳でパチンという音がした直後から急に浮動感，右難聴および右耳鳴りが出現した．様子をみていたが軽快しないため同日の午後に受診した．来院時，純音聴力検査で右軽度感音難聴を認めた．頭位変換眼振検査で左向きの水平自発眼振を認めた．右外耳道を加圧すると右向き水平眼振を認めた．即日入院となりベッド上安静で副腎皮質ステロイドと抗めまい薬が投与されたが症状は改善せず，悪心と嘔吐とを伴うめまいは増悪している．本日の純音聴力検査では聴力がさらに低下しており右高度感音難聴を認める．入院時と本日（入院4日目）のオージオグラムを示す．

診断はどれか．

a Ménière 病
b 突発性難聴
c 外リンパ瘻
d 聴神経腫瘍
e 上半規管裂隙症候群

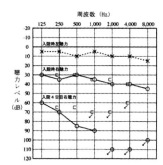

思考のプロセス

　パチンというポップ音の後から，片側性の感音難聴＋めまいを生じています．典型的な外リンパ瘻のエピソードですね．よって，c が正解．他の選択肢はみるまでもありません．

　なお，オージオグラムでは，入院時よりも入院4日目のほうが明らかにひどくなっていることがわかります．

40歳の女性．頭部 MRI の異常所見を指摘され来院した．1か月前から時折前頭部の鈍い痛みを自覚している．1週間前に職場同僚がくも膜下出血で入院したため，心配になり自宅近くの医療機関を受診し，頭部 MRI で異常を指摘されたため紹介受診した．身長 162 cm，体重 45 kg．体温 36.2℃．脈拍76/分，整．血圧 124/78 mmHg．身体診察に明らかな異常を認めない．頭部造影 MRI を示す．

異常が予想される検査はどれか．**2つ選べ**．

a 視野検査
b 脳波検査
c 聴力検査
d 脳脊髄液検査
e 平衡機能検査

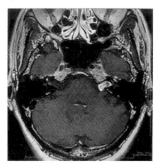

思考のプロセス

　病歴をみても，鑑別に役立つ情報はあまりありません．こういうときの画像は典型的なはず．安心して画像をみると，左内耳道〜小脳橋角部に腫瘍があるのがわかりますね．この部位に生じる腫瘍といえば，聴神経腫瘍が代表的です．

　聴神経腫瘍は片側性の感音難聴＋中枢性めまいをきたしうるため，聴力検査や平衡機能検査での異常が予想されます．よって，c，e が正解．

78歳の女性．5年前から歩行時に軽いふらつきとめまいとを自覚していた．2か月前から右難聴と耳鳴りが出現し，体動時のめまいが増悪してきたため来院した．他に神経症状を認めない．オージオグラムと頭部造影MRIの冠状断像とを示す．

今後の対応として最も適切なのはどれか．

a 外科手術
b 経過観察
c 頭位治療
d 放射線治療
e 副腎皮質ステロイド投与

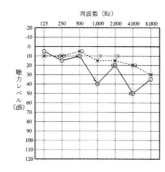
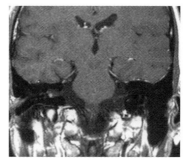

思考のプロセス

　難聴はオージオグラムでみると，片側性の感音難聴であることがわかります．めまいの性状は中枢性めまいですが，それがわからずとも頭部MRIが提示されている時点で聴神経腫瘍の可能性が濃厚といえます．画像は見慣れていないと難しいと思いますが，右内耳道内に小さな腫瘤が認められます．やはり，聴神経腫瘍ですね．

　症状はありますが，リスクを考えるとまずは経過観察が妥当なところでしょう．よって，bが正解．たとえ治療介入を選ぼうとしたとしても，aとdの2つが正解になってしまうので，違うとわかりますね．

オリジナル

聴神経腫瘍について**誤っている**ものはどれか．**2つ選べ**．

a　オージオグラムで，A–B gap は認めない．
b　聴覚補充現象は認めない．
c　聴性脳幹反応では潜時の延長を認める．
d　Rinne 試験は陰性である．
e　両側性であれば神経線維腫症Ⅰ型を考慮する．

思考のプロセス

　1つずつみていきましょう．a はいいですね．聴神経腫瘍では感音難聴を
きたすため，気導（Air）と骨導（Bone）のギャップは認めません．b と c
もいいですね．感音難聴のうち後迷路性難聴をきたすため，聴覚補充現象は
陰性となり，聴性脳幹反応では潜時の延長が認められます．d が違いますね．
Rinne 検査は A–B gap を身体所見で検出できるものであり，正常 or 感音難
聴では陽性となります．e も違いますね．神経線維腫症Ⅰ型ではなく，神経
線維腫症Ⅱ型です．よって，d，e が正解．

左右が同時に障害される
感音難聴（両側性）

　感音難聴は，片側性 or 両側性で想起する疾患が大きく変わります．本章では，両側性の感音難聴を主にきたす疾患を学んでいきましょう．両側性の感音難聴では耳鳴りを伴いやすいのもポイントです．

◆老人性難聴

　老人性難聴は**加齢**による**有毛細胞の変性**が本態です．蝸牛の入口に近いところから変性していくため，**高音域から障害されていく**のが特徴です．

　高齢になると耳が遠くなるとよくいわれますが，変性初期から聞こえづらさを自覚することは稀です．これはなぜかというと，私達の日常会話は500〜2,000 Hz 程度の間でやり取りをしているためです．つまり，日常会話のレベルが障害される頃には，それなりに進行しているというわけです．

　では，初期症状は全くないかというとそんなことはなく，**耳鳴り**を起こしやすいのです．一般的に，高音域が障害されると耳鳴りが出現しやすいことは覚えておきましょう．

Amasawa's Advice

　耳鳴り → 高音域の障害が示唆される！

また，高音域が障害されると子音が聞き取りづらくなる傾向があります．例えば，「7時（しちじ）」を「1時（いちじ）」に間違えたりするので，ミスコミュニケーションの原因にもなります．

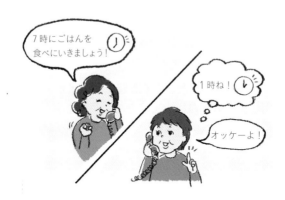

現在のところ有効な治療はなく不可逆的ですが，**補聴器**の適応があります．ただし，両側性の伝音難聴とは違って聴覚補充現象があるため，補聴器のボリュームを上げ過ぎたり，必要以上に大声で話しかけるのは NG です．

> **重要 補聴器の適応といえば**
> ① **両側性の伝音難聴**
> ② **老人性難聴**

◆騒音性難聴

私達の日常会話は 50〜60 dB 程度の間でやり取りをしています（今回は音の高低ではなく，大きさです）．**85 dB 以上の騒音を頻回に曝露**すると，音響エネルギーによって有毛細胞が徐々に破壊され，感音難聴を生じます．昔，大音量で音楽を聞いていたときに「耳が悪くなるよ！」と母によく怒られたものですが，あながち間違いではなかったようです．

ポイントは，**4,000 Hz 付近が特に障害されやすい**ことです．特徴的な所見で，オージオグラムでは **c⁵ dip** といわれます（**図7-1**）．老人性難聴で説明したように通常の会話ではあまり使われない音域であるため，難聴は自覚せず，**耳鳴り**だけを訴えて来院することも少なくありません．

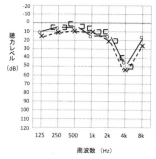

図 7-1　c⁵ dip（107I31）

Amasawa's Advice

💡 **4,000 Hz 付近の障害 → 騒音性難聴を考えよう！**

実臨床では内耳機能改善薬（ステロイド，ビタミン B₁₂，ATP，PG）も使われますが，根本的な治療にはならず，<u>不可逆的</u>です．ですが，<u>未然に防ぐことができる</u>のが老人性難聴との大きな違いです．つまり，**予防がとても重要**というわけです．その一環として，**騒音環境の従事者**には半年に 1 回の聴力検査が行われています．

～音響外傷～

騒音性難聴は有毛細胞が徐々に破壊されていく病態でしたが，**130 dB 以上の強大音**では**一発**で損傷してしまうことがあります．これを音響外傷といいます．カラオケで 90 dB 程度，車のクラクションで 110 dB 程度ですから，130 dB 以上というのはかなり大きな音であることが推測できますね．

音響外傷は，騒音性難聴と同様，**4,000 Hz 付近が障害されやすい**です．一方，こちらは**自然治癒が見込める**のが大きな違いです．皆さんの中にも，コンサートの後に耳がキーンとなった経験がある人もいるんじゃないでしょうか．それこそが，音響外傷です．

◆薬剤性難聴

　薬剤の副作用による内耳障害です．平衡機能も同時に障害されることが多く，その場合は**中枢性めまい**も生じます．後者は中毒性平衡障害といわれたりもします．

　ポイントは，薬剤によって非可逆的なものと可逆的なものに分かれることです．当然，予後に関係する非可逆的なものが重要であり，**アミノグリコシド系抗菌薬**と**シスプラチン**（白銀製剤）の２つをおさえておいてください．可逆的なものとしては，マクロライド系抗菌薬，ループ利尿薬，高用量のアスピリンが代表的です．該当すれば，**原因薬剤の中止**を検討しましょう．

◆その他に感音難聴をきたす疾患（Advanced）

　片側性の感音難聴といえば，Ménière 病，突発性難聴，外リンパ瘻，聴神経腫瘍の４つを学びましたね．これ以外にも，ムンプス難聴，Ramsay Hunt 症候群，側頭骨骨折，真珠腫性中耳炎の内耳への進展なども挙げられます．

　両側性の感音難聴といえば，本章で学んだ老人性難聴，騒音性難聴，薬剤性難聴の３つはスラスラといえるようにしておいてください．他の鑑別としては少しマニアックですが，両側性の聴神経腫瘍，Vogt-小柳-原田病，ミトコンドリア脳筋症，Alport 症候群，髄膜炎なども挙げられます．

重要 **両側性の感音難聴といえば**	
① **老人性** ② **騒音性** ③ **薬剤性**	

感音難聴（両側性）

老人性難聴

病態生理	加齢による有毛細胞の変性
症状	両側性の感音難聴（特に高音域） 耳鳴り
検査	補充聴覚現象（＋）
治療	根本的な治療はない 補聴器
備考	日常会話は 500〜2,000 Hz 程度で行われる

騒音性難聴

原因	85 dB 以上の騒音への頻回曝露
リスク	騒音環境での従事
症状	両側性の感音難聴（特に 4,000 Hz） 耳鳴り
検査	補充聴覚現象（＋） オージオグラムで c^5 dip
治療	根本的な治療はない （予防が大切である）
備考	日常会話は 50〜60 dB 程度で行われる 130 dB 以上の強大音によるものを音響外傷という

薬剤性難聴

原因	アミノグリコシド系抗菌薬 シスプラチン マクロライド系抗菌薬, ループ利尿薬 高用量のアスピリン
症状	両側性の感音難聴, 耳鳴り 中枢性めまい
治療	原因薬剤の中止

解 い て み た
感音難聴（両側性）

103E54

63歳の男性. 難聴と耳鳴りとを主訴に来院した. オージオグラムを次に示す. 考えられるのはどれか.

a　耳硬化症
b　Ménière 病
c　老人性難聴
d　突発性難聴
e　ムンプス難聴

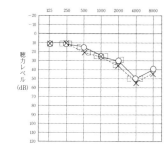

思考のプロセス

　耳鳴りを伴っていることから, 高音域の障害が示唆されます. 実際, オージオグラムでも高音域を主体に閾値が上がっていますね. 重要なのは, 両側性の感音難聴であるという点です. よって, 選択肢の中では c が正解.

　他の選択肢もみてみましょう. a は両側性の伝音難聴, b, d, e は片側性の感音難聴をきたす疾患です.

103E4

老人性難聴の患者への対応として適切なのはどれか. **2つ選べ.**

a 近づいて普通の大きさの声で話す.
b 補聴器のボリュームをできるだけ上げる.
c 患者の興味のある話題を選んで話しかける.
d 高い音のチャイムで食事の時間を知らせる.
e 音声を介したコミュニケーションを避ける.

思考のプロセス

　1つずつみていきましょう. a はいいですね. いきなりデカい声で話しかけてしまうと, 聴覚補充現象のために非常に不快に感じる可能性があります. b も同じ理由で NG. c はいいですね. 興味のある話題であれば, 多少聞き取りづらかったとしても, ある程度は文脈を予測することができます. d はダメですね. 老人性難聴は高音域が障害されやすいので, 高い音は聞き取りづらいです. というより, わざわざ食事の時間をチャイムでお知らせする意味もわかりません(笑). e もダメですね. わざわざ言語によるコミュニケーションを避ける必要はありません. コミュニケーション……とっても大事です. よって, a, c が正解.

28歳の男性．両耳の耳鳴を主訴に来院した．1年前から高音の耳鳴と軽い難聴を自覚していたが，会話に支障はなかった．耳鳴が徐々に増悪してきたので受診した．小児期から現在まで耳痛，耳漏の自覚はない．片道2時間の高校・大学の通学時には，大きな音量で音楽をイヤーフォンで聴いていた．社会人になった後も，通勤時には毎日3時間はイヤーフォンで音楽を聴いている．両側の鼓膜は正常で，側頭骨CTでも異常を認めなかった．

オージオグラム（①〜⑤）の中でこの患者のオージオグラムとして最も適切なのはどれか．

a ①
b ②
c ③
d ④
e ⑤

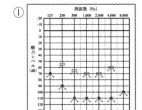

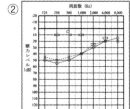

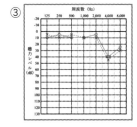

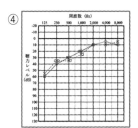

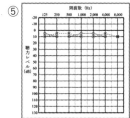

思考のプロセス

　エピソードから騒音性難聴を想起するのは容易いでしょう．4,000 Hz付近が特に障害されやすいため，c が正解ですね．

　他の選択肢もみていきましょう．a も両側性の感音難聴ですが，かなり高度な障害であるため，会話に支障が出ているはずです．b は両側性の伝音難聴で，2,000 Hzのみ混合性難聴となっています．耳硬化症の所見ですね．d は両側性の感音難聴ですが，日常会話で用いる500〜2,000 Hzの閾値が上昇しており，この場合も会話に支障が出ているはずです．e はいずれも20 dBを超えておらず，正常範囲内ですね．

騒音性難聴について正しいのはどれか.

a c^5 dip が特徴的である.

b めまいを伴いやすい.

c 日常会話の中で気づかれることが多い.

d 聴覚補充現象はみられない.

e 気導骨導差がある.

思考のプロセス

1つずつみていきましょう. a はいいですね. オージオグラムで 4,000 Hz の閾値の上昇が目立つ所見を c^5 dip といいます. ちなみにですが,「c」は音階の「ド」にあたり, c^1 が 250 Hz, c^2 が 500 Hz, c^3 が 1,000 Hz, c^4 が 2,000 Hz, c^5 が 4,000 Hz, c^6 が 8,000 Hz 周辺に相当します. dip というのは「谷」という意味なので, c^5 dip というのは 4,000 Hz 周辺が下がる(閾値が上がる)ということをいっているわけです. b は違いますね. 内耳障害のみであるため, めまいは伴いません. c も違いますね. 日常会話は 500〜2,000 Hz でやり取りをしており, 4,000 Hz 付近のみの障害では気づかれにくいです. そのため, 自覚症状が出ている頃にはかなり進行してしまっている可能性が高いといえます. d も違いますね. 騒音性難聴は感音難聴のうち内耳性難聴であるため, 聴覚補充現象は陽性となります. e も違いますね. いわゆる A-B gap のことで, 伝音難聴でみられる所見でした. よって, a が正解.

3歳の男児．聴こえが悪いことを心配した母親に伴われて来院した．2か月前に細菌性髄膜炎と診断され，自宅近くの医療機関で治療を受けた．退院した後，呼んでも振り向かなくなっていることに気付いたという．発語に問題はない．鼓膜所見に異常を認めない．聴性脳幹反応では両側無反応である．頭部MRIで異常を認めない．

対応として適切なのはどれか．

a　鼓室形成術
b　補聴器の装用
c　人工内耳埋め込み術
d　副腎皮質ステロイドの大量投与
e　定期的聴覚検査による経過観察

思考のプロセス

　「呼んでも振り向かなくなっている」ということから，難聴が疑われます．鼓膜所見に異常がないことから，伝音難聴よりも感音難聴が考えられますね．オージオグラムは提示されていませんが，3歳児には施行が難しいので仕方がありません．注目すべきは，聴性脳幹反応で無反応になっている点です．高度の感音難聴が示唆される所見であり，エピソードからは髄膜炎の後遺症が原因と推察されます．根治は難しく，両側性でもありますから，人工内耳の適応です．よって，cが正解．

　他の選択肢もみておきましょう．aは慢性中耳炎や真珠腫性中耳炎に有効でした．bは両側性の伝音難聴，老人性難聴に適応があります．dは内耳機能改善薬の1つですが，すでに不可逆的になっていると考えられ，効果は期待できません．eはダメですね．聴こえない状態のまま放置すれば，言語発達に影響を及ぼしかねません．

　補足ですが，人工内耳植え込み術は1歳以降に適応となります．今回は3歳ですので，施行可能ですね．

7 感音難聴（両側性）

8

めまい特有の検査をおさえよう！
平衡機能障害（総論）

これまで学んできた疾患からもわかるように，**感音難聴と平衡機能障害は併存することも多い**です．ですが，これらはしっかり分けて考えることが大切です．

まずは**末梢性めまい or 中枢性めまいを見極めるため**，Romberg徴候，眼振，カロリックテストの3つをマスターしましょう．

◆平衡機能とは?

人間は主に前庭神経，脊髄後索，視覚の3つで平衡感覚を感知し，小脳でこれらの情報統合・処理を行っています．このうち，前庭神経や脊髄後索の障害であれば，眼による代償が可能です．逆に眼を閉じてしまうと「ふらつき」を生じてしまいます．これを**Romberg徴候**といいます（**図8-1**）．もし，眼を開けていても閉じていてもふらつく場合は，代償の効かない小脳病変を考えます．

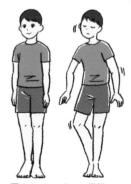

図8-1　Romberg徴候

Amasawa's Advice

💡 Romberg徴候（＋）→ 前庭神経 or 脊髄後索の障害を考えよう！

解剖学・生理学の復習もザッと行っておきます（**図8-2**）．**半規管**は主に回転加速度を感知しています．付け根の部分はちょっと膨らんでおり，この内部にはクプラと呼ばれる構造があります．このクプラが揺れを感じると前庭神経を刺激します．

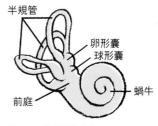

図8-2 半規管と前庭

また，半規管と蝸牛の間には**前庭**があり，主に直線加速度を感知しています．前庭にもちょっと膨らんだ部分があり，それぞれ球形嚢と卵形嚢と呼ばれます．この内部には耳石があり，揺れを感じると前庭神経を刺激します．豆知識ですが，球形嚢は垂直方向，卵形嚢は水平方向を主に感知しています．

◆眼振

物を注視しているとき，頭を動かしても視線は固定されるため，物が動いてみえることはありません．これは**前庭動眼反射**が働いているためです（**図8-3**）．加速度の方向とは逆向きに素早く眼球を動かすことで，ブレを最小限にできるのです．

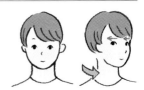

図8-3 前庭動眼反射

眼球が勝手に動いたり揺れたりすることを**眼振**といいます．そのうち，前庭動眼反射が勝手に生じてしまって起こる眼振を**前庭性眼振**と呼びます．眼球がゆっくり偏位し，急速に元の位置に戻ることを繰り返します．逆にいうと，一定方向の水平（回旋性）方向の眼振をみたら，この前庭性眼振（＝末梢性めまい）をまずは考えます．水平（回旋性）方向の眼振を生じると，患者さんは**回転性めまい**として自覚します．

回転性めまい ＋ 一定方向の水平（回旋性）眼振
→ 末梢性めまいを考えよう！

なお，眼振を検出する検査としては，注視眼振検査，頭位眼振検査，頭位変換眼振検査などがありますが，これらは問題を通して解説していきます．

現時点で 1 つだけ知っておいてほしいのは，**Frenzel 眼鏡**（フレンツェル）が有用だということ．眼を拡大表示するもので，眼振が観察しやすくなります．

◆カロリックテスト

左右の半規管の異常を調べる検査として，**カロリックテスト**（温度眼振検査）が有名です．先ほど紹介した Frenzel 眼鏡をかけた状態で，冷水 or 温水を外耳道に注入し，眼振の発生を観察します．

正常であれば**眼振が誘発される**はずです．冷水であれば逆側に向かう眼振，温水であれば同側に向かう眼振を生じます．例えば，右耳に冷水を注入すれば，左向きの眼振が誘発されます．

冷水や温水を注入しても眼振が生じない or 持続時間が短い場合を異常と判定し，これを**半規管麻痺**（**CP**）と呼びます．

カロリックテストで半規管麻痺 → 末梢性めまいを考えよう！

◆末梢性めまい vs 中枢性めまい

めまいの起源によって，**末梢性めまい**と**中枢性めまい**の 2 つに大きく分けられます．この 2 つを見極めることこそが，めまいを診る上で最も重要

なことといっても過言ではありません．そのための準備はもう万全です．

　末梢性めまいの代表疾患としては，これまで学んだ Ménière 病，突発性難聴，外リンパ瘻に加え，次章で学ぶ BPPV，前庭神経炎があります．中枢性めまいの代表疾患としては，聴神経腫瘍，薬剤性難聴，小脳病変があります．

　原則として，**末梢性めまいは回転性めまい，中枢性めまいは非回転性めまい**を生じます．注意して欲しいのは，必ずしも逆が真なりではないということ．回転性めまいであれば末梢性めまいを考えてよいのですが，非回転性めまいでは中枢性めまいだけでなく，起立性低血圧などの失神をきたす疾患や精神疾患などでも起こります．実際，「非回転性めまいは不定愁訴！」なんていう先生もいるくらいです（笑）．

　末梢性めまい≒回転性めまいは急性発症が多く，ときに悪心・嘔吐を伴います．前述した通り，一定方向の水平（回旋性）眼振を生じ，Romberg 徴候は陽性，カロリックテストで半規管麻痺（CP）がみられます．

　一方で中枢性めまい≒非回転性めまいは慢性発症が多く，神経症状や眼前暗黒感といった随伴症状を伴うことが多いです．眼振の方向はさまざまであり，Romberg 徴候は陰性，カロリックテストは正常です．

Amasawa's Advice

　一定方向の水平（回旋性）眼振以外の眼振
　　　　　　　　　→ 中枢性めまいを考えよう！

　以上を**表8-1**にもまとめておきます．末梢性めまい，中枢性めまい，回転性めまい，非回転性めまい，用語もごちゃごちゃになりやすいところなので，何度も何度も復習してくださいね．

表 8-1 回転性めまい vs 非回転性めまい

	回転性めまい	非回転性めまい
英語	vertigo	dizziness
発症	急性発症	慢性発症
随伴症状	悪心・嘔吐	神経症状, 眼前暗黒感
眼振	水平（回旋性）	さまざま
Romberg 徴候	＋	－
カロリックテスト	半規管麻痺（CP）	－
対応するもの	末梢性めまい	中枢性めまい 前失神, 精神疾患

〜臨床のめまい〜

　本文で述べたように原則は，末梢性めまいは回転性めまい，中枢性めまいは非回転性めまいを生じます．ですが，実際には末梢性めまいでも非回転性めまい，中枢性めまいでも回転性めまいを生じることがあります．国試ではクリアカットに考えてもらっていいのですが，**臨床では必ずしも 1 対 1 対応ではない**ということは知っておいてください（研修医になってから，決めつけてしまうのは非常に危ないので……）．

　だからこそ，回転性めまいが主訴であったとしても，Romberg 徴候やカロリックテストなどをみて，**本当に末梢性だよね？ ということを再三確認している**のです．もしも，本当に 1 対 1 対応ならば，これらはそもそも不要ですからね．

　それから，用語がごちゃごちゃになりやすい人は，患者さんの立場になってみると clear になると思います．患者さんが「今起きているめまいは末梢性のものだ！」といって来院はしませんよね．訴えられるのは「ぐるぐる回転しているめまいだ」といった具合です．つまり，**回転性 or 非回転性が患者さんの訴えで，その原因となっているのが末梢性 or 中枢性のどちらかを見極めるのが我々医療者**というわけです．ね？　こうすれば clear になったでしょう．

9 ３つの要素で鑑別する
平衡機能障害（各論）

国試の傾向と対策

　本章では，末梢性めまいのみを起こす疾患を２つ学びます．めまいはさまざまな疾患で起こりますが，①性状，②蝸牛症状の有無，③持続時間の３つを意識することで，鑑別をだいぶ絞ることができます．これは研修医になってからも役立ちますので，ぜひおさえておいてください．

◆良性発作性頭位めまい症（BPPV）

　前庭の球形嚢や卵形嚢には耳石があるのでした．この**耳石が半規管に迷入して末梢性めまいをきたす**のが BPPV* です．**中高年**に好発し，３つある半規管のうち，**後半規管**に入りやすいことが知られています．

　耳石が動くことでめまいが発生します．そのため，頭を動かすのをやめればめまいは落ち着くはず．実際，めまいの持続時間は**数秒〜数十秒程度**，長くとも１分程度でおさまるのが BPPV の特徴です．

　検査もその病態生理を利用します．頭を動かすことで耳石を動かし，眼振が誘発されるかどうかを確認します．これを**頭位変換眼振検査**といいます．具体的な手順はイラストを参考にしてください（**図 9-1〜4**）．なお，患者さんにはめまいを誘発してしまうことを十分に説明してから行うようにしましょう．説明不足はトラブルの元です．

---

* BPPV : benign paroxysmal positional vertigo

頭位変換眼振検査 → BPPV を考えよう！

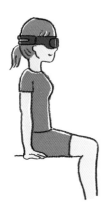

図 9-1　①Frenzel 眼鏡をかける

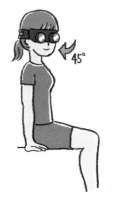

図 9-2　②頭を 45 度傾ける

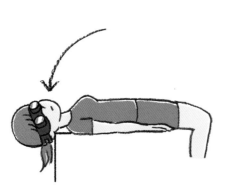

図 9-3　③素早く懸垂頭位にする

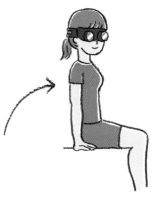

図 9-4　④素早く座位に戻す

基本的には自然軽快するので**経過観察**で OK．ただ，耳石がなくなるまでは，めまい発作を繰り返す可能性があります．そこで，耳石を積極的に排石するような**理学療法**が有効となります．代表的なものに Epley 法といわれるものがあります．興味がある人は成書で調べてみてください．

◆前庭神経炎

　何らかの**ウイルス感染**によって，前庭神経に炎症をきたしたものです．BPPV との最大の鑑別点は，めまいの持続時間が**数日程度**であることです．人によっては数か月程度続くこともあります．

重要	末梢性めまいのみを起こす疾患といえば

秒～分単位：BPPV
日～月単位：前庭神経炎

　BPPV とは違い，頭位変換による眼振誘発はみられません（病態生理を考えれば当たり前ですね）．末梢性めまいであり，Romberg 徴候は陽性，カロリックテストでは半規管麻痺（CP）が認められます．

　治療は**保存療法**です．多くの場合，自然治癒しますが，場合によってはステロイドやメイロン（炭酸水素ナトリウム）を使うこともあります．

平衡機能障害（各論）

良性発作性頭位めまい症（BPPV）

好発	中高年の後半規管
病態生理	耳石が半規管に迷入して発症する
症状	数秒〜数十秒程度の末梢性めまい
検査	頭位変換眼振検査
治療	経過観察 理学療法（Epley 法など）
備考	頭位変換を繰り返すとめまいが減弱する 病側を下にすると増悪しやすい

前庭神経炎

原因	ウイルス
症状	数日〜数か月程度の末梢性めまい
身体所見	Romberg 徴候（＋）
検査	カロリックテストで半規管麻痺（CP）
治療	保存療法 （安静，ステロイド，メイロン）
備考	頭位変換で眼振は誘発されない

解いてみた
平衡機能障害（各論）

111B34

眼振とめまい疾患の組合せで正しいのはどれか. **2つ選べ.**

a　垂直眼振 ——— 小脳梗塞

b　注視眼振 ——— 起立性調節障害

c　水平眼振 ——— めまいを随伴する突発性難聴

d　純回旋眼振 —— 動揺病

e　頭位変換眼振 — 前庭神経炎

9

平衡機能障害（各論）

思考のプロセス

　復習ですが, 一定方向の水平（回旋性）眼振は末梢性めまい, それ以外は中枢性めまいを考えていきます. それを踏まえた上で1つずつみていきましょう.

　aはいいですね. 水平（回旋性）以外ですから, 中枢性めまいであり, 小脳病変も当然鑑別に挙がります. bは初見ですね. 注視というのはじっとみつめることを意味します. 座位の状態で正面＋上下左右の計5方向を注視してもらい, それぞれで眼振が誘発されるかどうかをみる検査を**注視眼振検査**といいます. 眼振を評価するのに最も簡便なもので, 眼振のスクリーニング検査と思っておいてください. 上向きの眼振であれば「↑」, 左向きの眼振であれば「→」, 時計回りの回旋性眼振であれば「↻」, 眼振がなければ「○」といった具合で, それぞれに眼振の性状を記載していきます. 文章だとわかりづらいかもしれないので, 下図を参考にしてみてください.

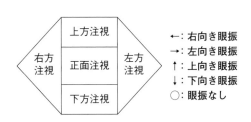

では，選択肢に戻りましょう．ｂの起立性調節障害は病名の通り，起立時にめまいを生じるもので，座位で行う注視眼振検査では眼振を認めません．ｃはいいですね．突発性難聴では，片側性の感音難聴＋末梢性めまい，言い換えれば蝸牛障害＋前庭障害をきたすのでした．末梢性めまいですから，水平眼振がみられるはずです．ｄも初見だと思いますが，動揺病はいわゆる乗り物酔いのことです．乗り物酔いで眼振が生じることは稀です．ｅは違いますね．頭位変換で眼振が誘発されるのは耳石の移動が関与するBPPVであり，前庭神経炎ではありません．よって，ａ, ｃが正解．

　本文で扱っていないものもありましたが，きっと正解にはたどり着けたと思います．注視眼振検査はこの後の問題でも出てくるので，しっかりおさえておいてください．

難聴がみられるのはどれか. **3つ選べ.**

a 良性発作性頭位眩暈症

b 前庭神経炎

c 耳硬化症

d Ménière 病

e 外リンパ瘻

　逆にいうと，難聴がみられないものを2つ選べばよいともいえます．この中で難聴をきたさないものとしては，a と b ですね．よって，残った c, d, e が正解.

　一応確認ですが，c は両側性の伝音難聴，d と e は片側性の感音難聴＋末梢性めまいをきたす疾患でしたね.

42歳の女性．繰り返す回転性めまいを主訴に来院した．昨日の朝，起床時に激しい回転性のめまいを自覚した．じっとしていると数十秒で止まったが，洗濯物を干すときと就寝時に再燃した．発作時に難聴や耳鳴りはなかったという．今朝も起床時に同様のめまいが出現したため来院した．眼振検査で頭位変換眼振を認める．純音聴力検査は正常である．他に神経症状を認めない．最も考えられるのはどれか．

a　小脳梗塞
b　Ménière 病
c　前庭神経炎
d　聴神経腫瘍
e　良性発作性頭位眩暈症

思考のプロセス

　めまいが主訴です．めまいの鑑別として，①性状，②蝸牛症状の有無，③持続時間の 3 つがポイントでした．①回転性めまい→末梢性めまい，②蝸牛症状なし→BPPV もしくは前庭神経炎，③持続時間が数十秒→BPPV，と導けますね．頭位変換で眼振が誘発されている点も BPPV に合致します．よって，e が正解．他の選択肢はみるまでもありません．

62歳の女性．回転性めまいを主訴に来院した．3日前に美容院で洗髪のため仰臥位で懸垂頭位になった時に突然，回転性めまいが出現した．回転性めまいは十数秒で消失した．難聴や耳鳴りはなく，嘔気もなかった．その後，就寝時の寝返りで同様の回転性めまいが生じた．意識は清明．体温36.0℃．脈拍80/分，整．血圧136/82 mmHg．純音聴力検査で異常を認めない．頭部単純MRIで異常を認めない．頭位眼振，頭位変換眼振所見を次に示す．
治療として最も適切なのはどれか．

a　理学療法
b　利尿薬投与
c　迷路破壊術
d　内リンパ嚢開放術
e　副腎皮質ステロイド投与

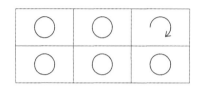

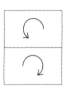

思考のプロセス

　めまいが主訴です．前問と同じプロセスで考え，①回転性めまい→末梢性めまい，②蝸牛症状なし→BPPVもしくは前庭神経炎，③持続時間が十数秒→BPPV，と導けますね．頭位変換時にめまいが生じている点もBPPVに合致します．BPPVにはEpley法を代表とした理学療法が有効でした．よって，aが正解．

　なお，**頭位変換眼振検査の結果**は問題の下の図のように上下2つの箱で表します．上は寝た状態（懸垂頭位），下は起きた状態（座位）で誘発された眼振を評価しています．**頭位眼振検査の結果**はそれに左向き＆右向きの状態を加えたもので，問題の上の図のように2×3の箱で表します．

115E10

良性発作性頭位めまい症について正しいのはどれか.

a　難聴を伴う.

b　小児に好発する.

c　一過性の意識消失を伴う.

d　頭位変換時に眼振を示す.

e　浮遊耳石は半規管由来である.

思考のプロセス

　1つずつみていきましょう. a は違いますね. 難聴や耳鳴りなどの蝸牛症状は伴いません. b も違いますね. BPPV は中高年に好発します. c も違いますね. 意識消失を伴っていれば, 末梢性めまいではなく, 中枢性めまいの鑑別をする必要があります. d はいいですね. 頭位変換で眼振が誘発されるのが BPPV の特徴でした. e は違いますね. 前庭の球形嚢や卵形嚢にある耳石が半規管に迷入するのが, BPPV の病態生理でした. よって, d が正解.

103I73

43歳の男性. めまいのため搬入された. 6日前から微熱がありのどが痛く, 風邪だと思ったが放置していた. 今朝, 目が覚めたら天井が回る感じがして, 立ち上がると倒れそうになった. 寝ていてもめまいが強く, 吐き気があり, 動けない状態になった. 意識は清明. 体温 36.8℃. 脈拍 76/分, 整. 血圧 140/84 mmHg. 難聴はなく, 眼振を認める. 眼球運動に異常を認めない. 頭部単純 CT で異常を認めない.

この患者で見られる眼振はどれか.

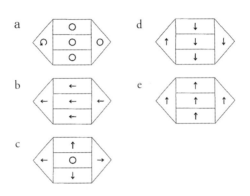

思考のプロセス

　めまいが主訴です. めまいの鑑別として, ①性状, ②蝸牛症状の有無, ③持続時間の3つがポイントでした.「天井が回る感じ」というのは回転性めまいのことですから, ①回転性めまい→末梢性めまい, ②蝸牛症状なし→BPPV もしくは前庭神経炎, ③持続時間については具体的な記載がないものの, 数秒〜数十秒単位ではなさそうです. よって, 前庭神経炎が考えられますね. ウイルス感染のエピソードがあったのも, 前庭神経炎を支持します.

　図は少し前に扱った注視眼振検査の結果です. 末梢性めまいですから, 一定方向の水平（回旋性）眼振がみられるはず. よって b が正解. 迷うとしたら a だと思いますが, 前庭神経炎では眼位に依存しません.

前庭神経炎で正しいのはどれか.

a　補充現象が陽性である.

b　頭位変換眼振を認める.

c　低音障害型感音難聴を伴う.

d　温度眼振検査は正常である.

e　めまいは数日から 2 か月程度続く.

思考のプロセス

　1 つずつみていきましょう. a は違いますね.（聴覚）補充現象が陽性になるのは内耳性難聴です. そもそも前庭神経炎は蝸牛症状を伴いません. b は BPPV との鑑別に有用で, 前庭神経炎の場合は頭位変換眼振を認めません. c は a と同様の理由で否定されます. d はカロリックテストのことですね. 前庭神経炎は末梢性めまいであり, 半規管麻痺（CP）を認めるはず. よって, 残った e が正解.

48歳の女性．めまいを主訴に来院した．今朝，庭仕事中にしゃがんだ姿勢から立ち上がったところ，一瞬，気が遠くなるようなめまいが出現し転倒したため受診した．意識消失はなかった．このようなめまいは4, 5日前から時々あり，すべて立ち上がる時に出現していたという．

診断のために確認する優先度が**最も低い**のはどれか．

a　心雑音
b　低血圧
c　頸部血管雑音
d　聴力の左右差
e　眼瞼結膜の貧血

思考のプロセス

　めまいが主訴です．めまいの鑑別として，①性状，②蝸牛症状の有無，③持続時間の3つがポイントでした．①今回は非回転性めまいであり，②蝸牛症状の有無は不明，③持続時間は記載ないものの，立ち上がるときのみに生じているとのことです．

　非回転性めまいですから，中枢性めまい以外にも失神をきたすような疾患や精神疾患なども鑑別になります．今回は"立ち上がるときのみに生じている"という特徴的な情報から，起立性低血圧が最も考えられるでしょう．循環動態に影響するような背景疾患を考えていく必要があり，a, b, c, eの優先度が高いです．よって，残ったdが正解．

10 視診が重要 咽頭の炎症

国試の傾向と対策

　前章までで「耳」は終了です．本章からは，「喉_{のど}」について学んでいきましょう．同じ耳鼻咽喉科の領域とはいえ，解剖学的にも機能的にも全く異なるので，しっかり頭を切り替えていきましょう．本書では咽頭と喉頭，炎症と腫瘍の2×2に分けて学んでいきたいと思います．今回は**咽頭×炎症**を学びます．

◆急性扁桃炎

　A群β溶連菌が主な起因菌となります．**発熱**に加えて，**咽頭痛**をきたします．ときに嚥下困難や耳への放散痛をみることもあります．

　診断には視診が重要であり，**扁桃の発赤・腫脹**が認められます．また，触診では**頸部リンパ節腫大**を伴うことも多いです．治療は，**保存療法**（安静，水分補給など）および**抗菌薬**になります．

◆慢性扁桃炎

　急性扁桃炎から移行 or 喫煙や飲酒などによる持続的刺激が原因になります．急性扁桃炎のような急性期症状はなく，喉の違和感やイガイガ感として自覚することが多いです．喉の所見も軽微です．

　国試でのポイントは，ズバリ**合併症**です．**IgA腎症**と**掌蹠膿疱症**の2つは確実におさえておきましょう．治療は**抗菌薬**になりますが，難治性のことも多いため，**扁桃摘出術**を行うこともあります．

◆扁桃周囲膿瘍

　扁桃近くに生じた炎症がひどくなり，扁桃の周囲に膿瘍を形成したものです．**若年成人**に好発し，発熱に加えて，**激しい嚥下痛＋嚥下困難**をきたします．「喉が痛すぎてつばも飲み込めない」といった場合は，必ず鑑別に挙げるようにしましょう．また，飲み込めないつばを垂れ流している状態を**流涎**といいます．気道閉塞の可能性があり，緊急性の高いサインです．

Amasawa's Advice

💡 **流涎 → 緊急疾患である可能性が高い！**

　扁桃周囲膿瘍の鑑別として，後に学ぶ急性喉頭蓋炎が挙げられます．扁桃周囲膿瘍では**開口障害がみられやすい**のに対し，**呼吸困難を生じることは少ない**のがポイントです．

　急性扁桃炎と同様，扁桃周囲膿瘍の診断にも視診が重要です．**発赤・腫脹**はもちろん，**口蓋垂（のどちんこ）が健側へと圧排される**のが特徴的所見です（**図 10-1**）．

　稀ですが，炎症が喉頭蓋や縦隔へと広がってしまうこともあります．そのため，**造影 CT** で膿瘍だけでなく，炎症の進展範囲も評価する必要があります（**図 10-2**）．治療は**抗菌薬**に加え，**切開排膿**も有効です．

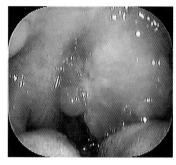

図 10-1　扁桃周囲膿瘍（108A56）

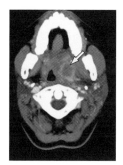

図 10-2　扁桃周囲膿瘍（108A56）

咽頭の炎症

急性扁桃炎

好発	小児，成人
原因	A 群 β 溶連菌 肺炎球菌，黄色ブドウ球菌，インフルエンザ桿菌
症状	発熱，咽頭痛 嚥下困難，耳への放散痛
身体所見	扁桃の発赤・腫脹 頸部リンパ節腫大
治療	保存療法（安静，水分補給など） 抗菌薬

慢性扁桃炎

原因	急性扁桃炎から移行 喫煙や飲酒などによる持続的刺激
症状	喉の違和感，イガイガ感
合併症	IgA 腎症，掌蹠膿疱症
治療	抗菌薬 扁桃摘出術

扁桃周囲膿瘍

好発	若年成人
原因菌	急性扁桃炎の起因菌＋嫌気性菌
症状	発熱，咽頭痛・嚥下痛，嚥下困難 開口障害，流涎
身体所見	扁桃の発赤・腫脹 口蓋垂の偏位 頸部リンパ節腫大
合併症	喉頭蓋炎，縦隔炎
検査	造影 CT
治療	抗菌薬 切開排膿

解いてみた
咽頭の炎症

112D29

30歳の女性．咽頭痛と開口障害とを主訴に来院した．5日前から咽頭痛と軽度の発熱があったため自宅近くの医療機関を受診し，抗菌薬と解熱鎮痛薬の内服治療を受けていた．昨日から開口障害と摂食困難とが出現したため受診した．喫煙歴はなく，飲酒は機会飲酒．頸部リンパ節と肝・脾とを触知しない．血液所見：赤血球480万，Hb 13.0 g/dL，白血球16,800（桿状核好中球30％，分葉核好中球52％，好酸球1％，好塩基球1％，単球6％，リンパ球10％），血小板21万．血液生化学所見：AST 30 U/L，ALT 28 U/L．CRP 14 mg/dL．口腔内写真を示す．

診断はどれか．

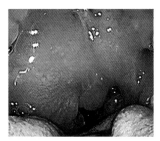

a 中咽頭癌
b 悪性リンパ腫
c 扁桃肥大症
d 扁桃周囲膿瘍
e 伝染性単核球症

思考のプロセス

　発熱＋咽頭痛から，急性扁桃炎をまずは疑います．ただし，開口障害も生じていることから，より重篤な扁桃周囲膿瘍の可能性も考えておく必要があります．口腔内をみると，右の扁桃が著明に発赤・腫脹しており，口蓋垂を対側へと圧排しています．扁桃周囲膿瘍を考える所見です．よって，dが正解．他の選択肢はみるまでもありません．

24歳の男性. 2日前から急激に増強する嚥下痛と開口障害とを主訴に来院した. 1週前から咽頭痛を自覚していた. 体温 38.4℃. 白血球 12,800. CRP 5.7 mg/dL. 咽頭所見と頸部造影 CT とを次に示す.

直ちに行うのはどれか. **2つ選べ.**

a 生 検
b 気道確保
c 切開排膿
d 抗菌薬投与
e 中心静脈栄養

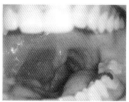
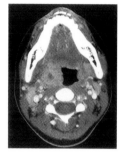

思考のプロセス

　発熱＋咽頭痛に加え, 激しい嚥下痛や開口障害もみられていることから, 扁桃周囲膿瘍を疑います. 口腔内をみると, 口蓋垂の偏位はあまり目立たないものの, 右扁桃の著明な発赤・腫脹が認められます. 造影 CT では同部位に膿瘍が認められ, 扁桃周囲膿瘍の診断です. 治療は, 抗菌薬に加えて切開排膿が有効でした. よって, c, d が正解.

　ちなみにですが, 扁桃周囲膿瘍の起因菌としては急性扁桃炎の起因菌に加えて嫌気性菌も多いです. そのため, 急性扁桃炎とは抗菌薬の選択も変わってきます.

116B11

咽頭痛を訴える患者に確認すべき緊急性の高い随伴症状はどれか.

a 喀痰
b 膿性鼻汁
c 唾液の流涎
d 顎下リンパ節痛
e 38℃以上の高熱

思考のプロセス

　咽頭痛の red flag といえば，流涎でしたね．よって，c が正解．他の選択肢はみるまでもありません.

頭頸部癌は共通点が多い

咽頭の腫瘍

国試の傾向と対策

　続いて，**咽頭×腫瘍**の組み合わせを学んでいきましょう．頭頸部領域の癌は一般的に**中高年に好発**し，**扁平上皮癌**であることが多いです．また，進行するまでは症状に乏しく，**頸部リンパ節腫脹（転移）**でみつかることも少なくありません．

◆アデノイド増殖症

　正確には腫瘍ではありませんが，便宜上ここで取り扱います．そもそもアデノイドとは，上咽頭にある**咽頭扁桃**のことです．前章で口腔内から観察したのは口蓋扁桃ですので，これらを混合しないよう注意してください．

　アデノイドは通常６歳で最も大きくなります．個人差はありますが，ときに上咽頭を塞ぐほど大きくなってしまう人もいて，それによってさまざまな合併症をきたしてしまった状態がアデノイド増殖症です．代表的な合併症として，**滲出性中耳炎，慢性副鼻腔炎，睡眠時無呼吸症候群**をおさえておきましょう．なお，アデノイドは**X線**で認識可能です（**図11-1**）．

　また，鼻閉を生じるため，**口呼吸**になることが多いです．口呼吸が慢性化すると鼻唇溝の消失や顔面筋の緊張低下を生じ，なんとなく締まりのない顔になります．これを**アデノイド顔貌**といいます（**図11-2**）．さらに，**う歯（虫歯）**を生じやすくもなります．

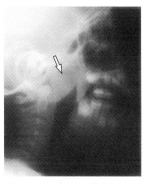

図 11-1　アデノイド増殖症
（103E58）

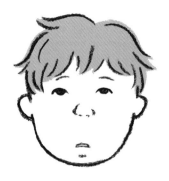

図 11-2　アデノイド顔貌

　自然退縮が見込めるため**経過観察**でよいですが，合併症に困るような場合は**アデノイドの切除・摘出**を検討します．

◆上咽頭癌

　解剖学の復習ですが，上咽頭は頭蓋底〜軟口蓋のスペースになります（**図11-3**）．口というより，鼻の奥といったほうがイメージしやすいですかね．

　この領域に生じた癌が上咽頭癌であり，**EB ウイルス**（EBV）が発生に関与するといわれています．中高年において，**繰り返す鼻出血**や**滲出性中耳炎**がみられた場合は必ず鑑別に挙げなくてはいけません．進行すると頭蓋内に浸潤し，多様な症状（脳神経症状など）をきたすようになります．

　検査は**内視鏡**および **CT/MRI** になります．前者は腫瘍そのものの評価（生検も可），後者は進展範囲や頸部リンパ節への転移を主に評価します（**図11-4**）．治療は**放射線療法**および**化学療法**を行います．手術は原則適応になりません．

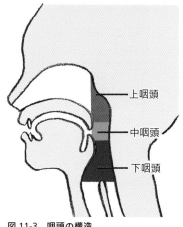

図 11-3　咽頭の構造

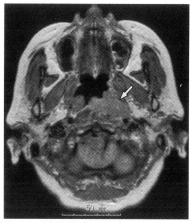

図 11-4　上咽頭癌（102A47）

◆中咽頭癌

　中咽頭は軟口蓋～舌骨のスペースになります（**図 11-3**）．大部分は口の中から観察可能であるため，視診が重要です．この領域から生じた癌が中咽頭癌であり，口蓋扁桃から発生することが最も多いです．

　タバコや**アルコール**の他，**ヒトパピローマウイルス**（**HPV**）がリスクとなります．HPV が持続感染すると，p16 という蛋白質が組織中に検出されます．HPV の関連する中咽頭癌は HPV の関連しない中咽頭癌よりも予後がよいことが知られており，病理による鑑別が欠かせません．

　検査は上咽頭癌と同様，内視鏡および CT/MRI，治療は放射線療法，化学療法，手術を適宜組み合わせて行います．

◆下咽頭癌

　下咽頭は舌骨～輪状軟骨のスペースになります（**図 11-3**）．この領域から生じた癌が下咽頭癌であり，梨状陥凹から発生することが最も多いです（**図11-5**）．

タバコやアルコールがリスクとなります. これらは**食道癌**のリスクでもあるので，食道癌の重複に注意しなければなりません. また，前方には喉頭，下方には食道があるため，進行すると**呼吸困難と嚥下困難の両方**を生じるのが特徴です. 検査や治療は中咽頭癌と同様です.

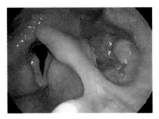

図 11-5　下咽頭癌（113A46）

～女性の下咽頭癌～

　下咽頭癌は中高年（特に男性）に好発しやすいですが，**比較的若年の女性**に生じた場合は，背景に **Plummer-Vinson 症候群**がないかを確認しましょう. これは**鉄欠乏性貧血の合併症**の１つで，口内炎などの粘膜炎を起こしてしまうものです. ちなみにですが，Plummer-Vinson 症候群に続発する下咽頭癌は**輪状後部**に好発しやすいです.

咽頭の腫瘍

アデノイド増殖症

好発	小児
合併症	滲出性中耳炎，慢性副鼻腔炎，睡眠時無呼吸症候群 口呼吸，アデノイド顔貌，う歯
検査	X 線でアデノイド肥大
治療	経過観察 アデノイド切除・摘出
備考	アデノイドは咽頭扁桃のことで上咽頭にある

上咽頭癌

好発	中高年
リスク	EBV
症状	繰り返す鼻出血
合併症	滲出性中耳炎 脳神経症状
検査	内視鏡，CT/MRI
治療	放射線療法，化学療法
備考	上咽頭は頭蓋底〜軟口蓋のスペースである 頸部リンパ節に転移しやすい

中咽頭癌

好発	中高年の口蓋扁桃
リスク	タバコ，アルコール ヒトパピローマウイルス（HPV）
検査	内視鏡，CT/MRI
治療	放射線療法，化学療法，手術
備考	中咽頭は軟口蓋〜舌骨のスペースである 頸部リンパ節に転移しやすい p16 蛋白が陽性なら，予後がよい

下咽頭癌

好発	中高年の梨状陥凹
リスク	タバコ，アルコール Plummer-Vinson 症候群
症状	嚥下困難，咽頭痛，嚥下痛 呼吸困難，嗄声
検査	内視鏡，CT/MRI
治療	放射線療法，化学療法，手術
備考	下咽頭は舌骨〜輪状軟骨のスペースである 頸部リンパ節に転移しやすい 食道癌を重複することもある

解いてみた
咽頭の腫瘍

108G41

6歳の男児．いつも口を開けていることを主訴に母親に連れられて来院した．約半年前から，遊んでいても寝ていても口を開けており心配になって受診した．鼻漏，鼻出血はない．

最も考えられるのはどれか．

a　鼻　茸
b　慢性扁桃炎
c　悪性リンパ腫
d　アデノイド増殖症
e　若年性鼻咽腔血管線維腫

思考のプロセス

「いつも口を開けている」というのは慢性的な鼻閉があることを示しており，年齢と合わせるとアデノイド増殖症が考えやすいでしょう．よって，dが正解．他の選択肢はみるまでもありません．

アデノイド増殖症による症状として出現する可能性があるのはどれか. **3つ選べ.**

a 嗄声

b 難聴

c 鼻閉

d いびき

e 嚥下障害

思考のプロセス

アデノイド増殖症の合併症としては，滲出性中耳炎，慢性副鼻腔炎，睡眠時無呼吸症候群の3つが代表的でしたね. よって, これらにも関連する b, c, d が正解.

簡易的ですが，アデノイド増殖症の合併症は,「**耳・鼻・口**」で覚えておくとよいと思います. 耳＝滲出性中耳炎，鼻＝慢性副鼻腔炎，口＝睡眠時無呼吸症候群（＋う歯）という具合ですね.

50歳の男性．4日前からの複視を主訴に来院した．2か月前に左耳閉感と左難聴とを自覚したが放置していた．左眼の外転が障害されており，両側頸部に2cm大の硬い腫瘤を複数触知する．耳鏡検査で左鼓室に滲出液の貯留を認め，聴力検査で左伝音難聴を認める．

次に行う検査はどれか．

a　眼底検査

b　聴性脳幹反応

c　ツベルクリン反応

d　鼻咽腔内視鏡検査

e　副鼻腔エックス線撮影

思考のプロセス

　複視より，眼球運動障害を考えます（この考え方については『まとめてみた 眼科 第2版』を参照してください）．外転障害ですから，外転神経（Ⅵ）の異常だとわかります．一見，眼科の問題にみえますね．

　しかし，左伝音難聴があり，耳鏡では滲出液の貯留があるということです．これは滲出性中耳炎の所見ですね．成人の滲出性中耳炎をみたら……そう，上咽頭が背景にある可能性を考えなくてはいけません．頸部に複数の腫瘤というのはリンパ節腫脹が考えやすく，一元的に考えると，上咽頭癌→滲出性中耳炎，外転神経への浸潤，頸部リンパ節転移をきたしたと考えられます．よって，dが正解．

109A28

60歳の女性．左耳閉感を主訴に来院した．3か月前から左耳閉感と左難聴とを自覚していたが改善しないため受診した．頭部造影CTを示す．
最も考えられる疾患はどれか．

a 外耳癌
b 上顎癌
c 口腔癌
d 上咽頭癌
e 聴神経腫瘍

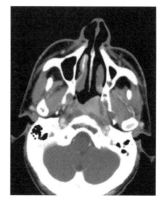

思考のプロセス

　左耳閉塞と左難聴があるとのことです．どんな難聴かを探りたいところですが，病歴が hypo であり，これ以上の鑑別はできません．こういうことは実際の臨床ではありえませんが……国試特有のものとして仕方なく受け入れていきましょう（笑）．少なくとも，こういうときの画像は典型的なはず．安心して画像をみてみると，上咽頭の左側に腫瘤があるのがわかりますね．上咽頭癌を背景とした滲出性中耳炎と考えられます．よって，d が正解．

　画像は見慣れていないと難しく感じるかもしれませんが，このスライス断面では鼻も一緒に描出されているのがわかると思います．鼻の奥＝上咽頭であるという解剖学的知識と合わせると，導けるかと思います．

52歳の男性．咽頭痛と嚥下困難とを主訴に来院した．咽頭所見，頭部造影MRIのT1強調水平断像及び生検組織のH-E染色標本を示す．生検組織の免疫組織化学染色標本で，ヒトパピローマウイルスの持続感染を示唆するp16蛋白が強陽性であった．口腔粘膜擦過検体のPCR検査でもヒトパピローマウイルスが検出された．

適切な対応はどれか．

a　経過観察
b　抗菌薬投与
c　扁桃摘出術
d　放射線化学療法
e　抗ウイルス薬投与

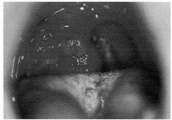

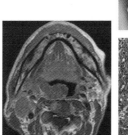

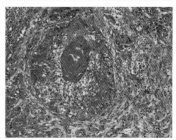

思考のプロセス

　いつから症状を生じているか，といった情報は不明です．またもや病歴がhypoですが……今回は「ヒトパピローマウイルスの持続感染を示唆するp16蛋白が強陽性」という中咽頭癌のキーワードがしっかり含まれていますね．口腔内をみると右口蓋扁桃に腫瘤があり，MRIでも同部位に腫瘤があるのがわかります．それを踏まえると，右頸部リンパ節腫脹はリンパ節転移と考えられます．よって，dが正解．

　病理画像も特徴ある所見なのですが，必要な情報は問題文中にしっかり記載されていますし，国試レベルをやや逸脱するので，参考程度でよいと思います．なにを学ぶかも大事ですが，なにを学ばないかも同じくらい大切です．

74歳の男性. 2年前に下咽頭後壁の表在癌に対して経口的粘膜下切除術を受け,その後局所再発を認めていない. 喫煙歴は72歳まで15本/日を45年間. 以前は飲酒ですぐ顔が赤くなったが,徐々に飲酒量が増え,前回手術までは焼酎500 mL/日を飲酒していた.

この患者で経過中に重複癌を生じる可能性が最も高い部位はどれか.

a 口腔

b 喉頭

c 食道

d 胃

e 十二指腸

思考のプロセス

下咽頭癌の既往があり,タバコやアルコールといったリスクファクターがあります. これらは食道癌のリスクにもなるため,重複癌に注意しなければなりません. よって,c が正解.

12 呼吸管理が欠かせない 喉頭の炎症

国試の傾向と対策

本章では，喉頭×炎症の組み合わせを学んでいきます．喉頭は気道の入口であるため，呼吸の管理も重要になります．

◆急性喉頭蓋炎

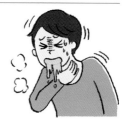

喉頭蓋の炎症は緊急対応が必要になる可能性があるため，見逃し厳禁です．発熱，咽頭痛に加え，**激しい嚥下痛，嚥下困難，流涎，呼吸困難**など重篤な症状をみたら，必ず疑いましょう．扁桃周囲膿瘍とは違い，開口障害はあまりみられません．

疑えば，**喉頭内視鏡**で直接観察するのが一番！
喉頭蓋の発赤・腫脹がみられれば確定診断です（図 12-1）．せっかくなので，正常の喉頭蓋とも比較しておいてください（図 12-2）．

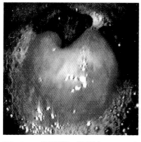

図 12-1　喉頭蓋の腫脹（105H26）

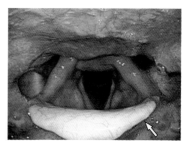

図 12-2　正常の喉頭蓋（105G21）

喉頭内視鏡と比べると，感度・特異度ともに落ちますが，**頸部 X 線**も有用です．研修医レベルにはなりますが，喉頭蓋の腫脹（thumb sign）や喉頭蓋谷の消失（vallecula sign）がみられます（**図 12-3, 4**）．

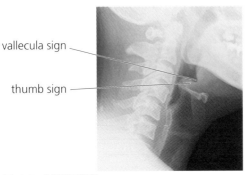

vallecula sign

thumb sign

図 12-3　急性喉頭蓋炎

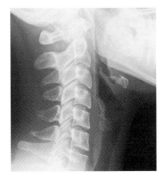

図 12-4　正常の喉頭蓋

急性喉頭蓋炎の起因菌は**インフルエンザ桿菌**が代表的であり，これをカバーする**抗菌薬**が有効です．気道の異常がみられている場合は粘膜浮腫を抑えるためにステロイドを併用することもあります．もちろん，必要時には**気道確保**（気管挿管など）も！

◆急性声門下喉頭炎

声門下の炎症は，組織が未発達である**乳幼児**に好発しやすいです．主に**パラインフルエンザウイルス**の感染が原因で，別名**クループ症候群**ともいいます．

気道が狭くなるという点は気管支喘息と同じです．しかし，気管支喘息はより末梢側の狭窄が主体なのに対し，急性声門下喉頭炎はより中枢側の狭窄をきたします．そのため，気管支喘息では呼気性喘鳴（wheezes）が主であるのに対し，急性声門下喉頭炎では，**吸気性喘鳴**（**stridor**）が認められます．

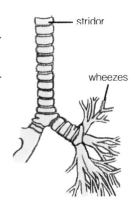

stridor

wheezes

症状としては，発熱に加えて**呼吸困難**や**嗄声**が認められます．また，「ケンケン」というような犬が吠えたような咳がみられるのが特徴的で，これを**犬吠様咳嗽**といいます．

Amasawa's Advice

 犬吠様咳嗽 → 急性声門下喉頭炎を考えよう！

　検査は**頸部 X 線**が有用で，**pencil sharp sign** という所見が認められます（**図 12-5**）．気道の狭窄がまるで鉛筆の先のように見えることから，このような所見名がついています．

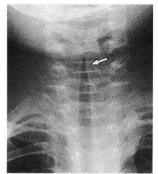

図 12-5　pencil sharp sign
（109E52）

　自然治癒するため，治療は**保存療法**（**酸素投与など**）でよいですが，呼吸状態には十分注意しておく必要があります．また，実際の臨床ではインフルエンザ桿菌などの混合感染の可能性を否定するのは難しいため，抗菌薬を併用することもあります．

12

喉頭の炎症

喉頭の炎症

急性喉頭蓋炎

好発	成人
原因菌	インフルエンザ桿菌 黄色ブドウ球菌，レンサ球菌
症状	発熱，咽頭痛 嚥下痛，嚥下困難，流涎，呼吸困難
喉頭内視鏡	喉頭蓋の発赤・腫脹
頸部X線	喉頭蓋の腫脹（thumb sign） 喉頭蓋谷の消失（vallecula sign）
治療	抗菌薬，ステロイド併用 気道確保（輪状甲状靱帯穿刺，気管切開，気管挿管など）

急性声門下喉頭炎
（クループ症候群）

好発	乳幼児
原因菌	パラインフルエンザウイルス
症状	発熱，犬吠様咳嗽 呼吸困難，嗄声
聴診	吸気性喘鳴（stridor）
頸部X線	pencil sharp sign
治療	保存療法（酸素投与など）
備考	冬に好発する

解 い て み た
喉頭の炎症

43歳の男性．2日前からの嚥下痛と呼吸困難とを主訴に来院した．含み声だが嗄声は認めない．胸部聴診で肺音は正常だが，喘鳴を認める．糖尿病に対し経口血糖降下薬を内服している．体温38.5℃．喉頭内視鏡像を示す．
まず行うべき対応はどれか．

a　胃管挿入
b　気道確保
c　切開排膿
d　自宅での安静指示
e　副腎皮質ステロイドの吸入

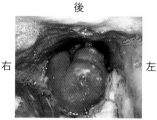

後

右　　　　左

前

12
喉頭の炎症

思考のプロセス

　発熱に加え，嚥下痛や呼吸困難を認めることから，急性喉頭蓋炎が考えられます．喉頭内視鏡をみると，喉頭蓋の著明な発赤・腫脹が認められますね．急性喉頭蓋炎の診断です．喘鳴はおそらく，吸気性喘鳴（stridor）であったのでしょう．治療として，抗菌薬やステロイドが有効ですが，兎にも角にも気道確保が最重要事項となります．よって，bが正解．

50歳の男性．咽頭痛を主訴に来院した．3日前から咽頭痛が出現し，昨日から嚥下痛を認めるようになったため受診した．流涎と含み声とを認める．軽度の呼吸困難はあるが喘鳴はない．SpO$_2$ 95%（room air）．喉頭内視鏡像を示す．

急変時に備えて用意しておく対応はどれか．**3つ選べ．**

a　気管挿管
b　気管切開術
c　膿瘍切開術
d　経鼻エアウェイ
e　輪状甲状靱帯穿刺

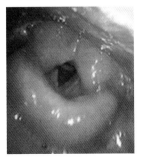

思考のプロセス

　咽頭痛に加えて，流涎や呼吸困難を生じていることから，急性喉頭蓋炎が考えられます．喉頭内視鏡をみると，前問ほど派手ではありませんが，喉頭蓋の発赤・腫脹が認められますね〔**図12-2** 正常の喉頭蓋（→ p.103）とも比較しておいてください〕．急性喉頭蓋炎の診断です．

　現在のところ，喘鳴やSpO$_2$の著明な低下はみられませんから，気管挿管は必須ではありません．しかし，今後増悪する可能性は十分に考えられます．そのため，厳重な管理が必要不可欠であり，万が一の準備を怠らないことが肝心です．気管挿管はもちろん，挿管が難しい場合の気管切開，一時的な気道確保（気管切開は時間がかかる）のためである輪状甲状靱帯穿刺の準備も合わせておくと万全でしょう．よって，a，b，eが正解．なお，dの経鼻エアウェイでは喉頭まで届きません．

2歳の女児. 発熱, 咳嗽および呼吸困難を主訴に来院した. 前日から発熱し, 当日朝から咳嗽が出現した. 夕方から嗄声が出現した. 夜になって犬が吠えるような咳がみられるようになり, 呼吸が苦しそうだったため, 母親に連れられて受診した. 意識は清明だが, 顔色はやや不良である. 呼吸数 30/分. 軽度の陥没呼吸を認める. SpO_2 94%（room air）.

胸部の聴診で聴取される可能性が最も高いのはどれか.

a 吸気性喘鳴

b 呼気性喘鳴

c 胸膜摩擦音

d fine crackles

e coarse crackles

思考のプロセス

　幼児の発熱で, 咳嗽を生じていることから呼吸器系の感染を考えていきます. 「犬が吠えるような咳」というのは犬吠様咳嗽のことであり, 急性声門下喉頭炎（クループ症候群）を考えるキーワードになります. 呼吸困難や嗄声をきたしている点も合致しますね.

　急性声門下喉頭炎では, より中枢側の気道狭窄を示唆する吸気性喘鳴（stridor）が認められるのでした. よって, a が正解.

　他の選択肢もみてみましょう. b は wheezes のことであり, ①気管支喘息, ②心不全, ③ COPD の 3 つを考えたい所見です. このように, 喘鳴が吸気か呼気かで鑑別が大きく変わるので, しっかりその違いに注目していきましょう. c は胸膜炎, d は間質性肺炎, e は肺胞性肺炎などで聴取されます.

急性声門下喉頭炎で**誤っている**のはどれか．**2つ選べ**．

a　乳幼児に好発する．

b　インフルエンザ桿菌が主な原因である．

c　嗄声がみられる．

d　声門上の感染が主体である．

e　吸気性喘鳴をきたす．

思考のプロセス

　1つずつみていきましょう．aはいいですね．急性声門下喉頭炎（クループ症候群）は乳幼児に好発します．bは違いますね．主な起因菌は細菌ではなく，ウイルスでした．cはいいですね．発熱や咳嗽に加えて，呼吸困難，嗄声，犬吠様咳嗽がみられます．dは違いますね．病名の通り，声門上ではなく，声門下の感染が主体です．eはいいですね．吸気性喘鳴（stridor）が聴取されます．よって，b，dが正解．

呼吸と発声の 2 つの機能に関わる

13 喉頭の腫瘍

本章では，**喉頭×腫瘍**の組み合わせを学んでいきます．なお，中には腫瘍でないものも含まれていますが，便宜上本章で扱います．

◆嗄声

喉頭は気道の一部ですが，**発声**にも関わる重要な器官です．そのため，喉頭に病変を生じると**嗄声**をきたします．また，喉頭に関わる筋肉のほとんどは**反回神経**の支配であるため，反回神経麻痺でも嗄声をきたします．

重要 嗄声といえば

① 喉頭病変
② 反回神経麻痺

下図は左の反回神経麻痺です（**図13-1**）．発声時に声帯の動きがなく，完全に閉じきれていないことがわかると思います．これを**声帯麻痺**といいます．「かすれ声」のような気息性嗄声をきたし，発声持続時間が低下します．

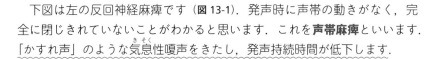

安静呼吸時　　　　　　　発声時

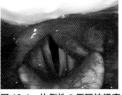
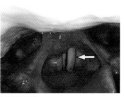

図13-1　片側性の反回神経麻痺（108I5）

なお，片側性の反回神経麻痺であれば嗄声ですが，両側性の反回神経麻痺では呼吸困難をきたすということも覚えておいてください．

◆声帯結節

　声帯結節は声帯にできるタコのようなもので，**声の酷使**による慢性的な刺激で生じます．そのため，歌手や声優など声を使う職種の人に好発しやすいです．また，活発な小児にも生じやすく，学童結節といわれたりもします．

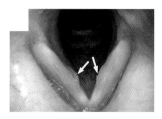

図 13-2　声帯結節（106D10）

　両側対称性にできるのが特徴で，発声に最も関与する**中央部付近**に好発します（**図 13-2**）．その結果，**嗄声**をきたします．声帯麻痺とは異なり，粗糙性嗄声という，だみ声（ガラガラ声）になることが多いです．

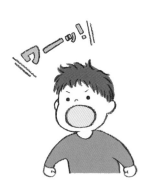

　まずは**保存療法**です．大声を出さないようにするなど，できるだけ声を酷使することを避けてもらうよう生活指導します．それでも治らずに生活に支障をきたしている場合は，**喉頭微細手術**で切除します．ただし，再発率が高いため，生活指導は欠かせません．

◆声帯ポリープ

　声の酷使に加え，**タバコ**も原因となります．タバコによる声帯の慢性的な炎症を背景に，声の酷使によって小さな血管が破綻し，内出血して生じます．両方の因子をもつスナックのママをイメージしてもらうといいかもしれません．

声帯結節同様，声帯の**中央部付近**に好発し，**嗄声**（**特に粗糙性**）をきたします．違いとしては，声帯ポリープは**片側性**に生じることが多いです．

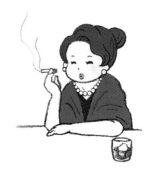

　治療も同様で，まずは**保存療法**です．生活指導に加えて禁煙も欠かせません．場合によっては，**喉頭微細手術**で切除します．

◆ポリープ様声帯

　声帯ポリープ同様，**声の酷使やタバコ**が原因となり，**嗄声**（**特に粗糙性**）をきたします．治療も基本的に同じです．ですが，声帯ポリープのように局所的な異常ではなく，**声帯全体の浮腫**（**むくみ**）を生じたのがポリープ様声帯です（**図13-3**）．そのため，ひどくなると**呼吸困難**を生じることもあるというのが，大きな違いです．

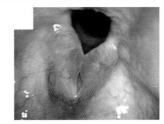

図 13-3　ポリープ様声帯（106D10）

13
喉頭の腫瘍

◆喉頭乳頭腫

　喉頭の良性腫瘍といえば，喉頭乳頭腫が代表的です（前述した3つの疾患は，腫瘍ではありません）．主な原因は**ヒトパピローマウイルス**（**HPV**）であり，特に**6型**，**11型**が関与するといわれています．喉頭内視鏡で，**白色の腫瘤**としてみられるのが特徴的です（**図13-4**）．

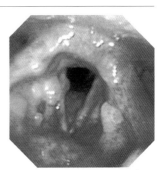

図 13-4　喉頭乳頭腫（116A24）

　喉頭乳頭腫も**嗄声**（**特に粗糙性**）をきたします．腫瘍が大きくなって気道を狭くすると，**呼吸困難**をきたすこともあります．

良性腫瘍といいましたが，いずれは**癌化**する可能性があることが知られています．そのため，**レーザー照射**や**喉頭微細手術**を行っていきます．ただし，再発することも多く，術後は慎重な経過観察が必要です．

◆喉頭癌

タバコがリスクとなり，**中高年**に好発します．**嗄声**（特に粗糙性）をきたし，大きくなると**呼吸困難**をきたすこともあります．喉頭内視鏡でみると，**不整な腫瘍**としてみられます（**図 13-5**）．声帯結節などと比べると，いかにも悪そうな見た目をしていますね．ただ，見た目だけでは鑑別が難しい場合もあるので，最終診断は病理学的検査で行います．多くは**扁平上皮癌**です．

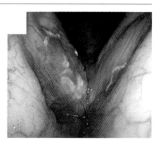

図 13-5　喉頭癌（106D10）

治療方針は，**声帯固定の有無**が大きく関わってきます．声帯の可動性があれば病期はⅠ・Ⅱ期であることが多く，**放射線療法**の適応となります．一方で，声帯の可動性がなければ病期はⅢ期以上であり，**喉頭全摘出術**の適応となります．一般的な悪性腫瘍の治療方針とは逆であることに注意しておきましょう．

Advanced ですが，喉頭癌はさらに，声門上癌，声門癌，声門下癌の 3 つに分けられます．声門癌が最も多く，声門下癌は稀です．1 点だけおさえて欲しいのは，声門にはリンパ節がないため，声門癌は**リンパ節転移しにくい**ということです．そのため，声門上癌や声門下癌と比べて，声門癌は比較的予後がよいです．

喉頭の腫瘍

声帯結節

原因	声の酷使
好発	声を使う職種（歌手，声優など） 活発な小児
症状	嗄声（特に粗糙性）
喉頭内視鏡	両側対称性に中央部付近の結節
治療	保存療法（生活指導など） 喉頭微細手術
備考	再発しやすい

声帯ポリープ

原因	声の酷使，タバコ
症状	嗄声（特に粗糙性）
喉頭内視鏡	片側性に中央部付近の結節
治療	保存療法（生活指導，禁煙など） 喉頭微細手術
備考	再発しやすい

ポリープ様声帯

原因	声の酷使，タバコ
症状	嗄声（特に粗糙性） 呼吸困難
喉頭内視鏡	声帯全体の浮腫
治療	保存療法（生活指導，禁煙など） 喉頭微細手術
備考	再発しやすい

喉頭乳頭腫

原因	HPV 6 型・11 型
症状	嗄声（特に粗糙性） 呼吸困難
喉頭内視鏡	白色の腫瘤
治療	レーザー照射 喉頭微細手術
備考	癌化することがある 再発しやすい

喉頭癌

好発	中高年
リスク	タバコ
症状	嗄声（特に粗糙性） 呼吸困難
喉頭内視鏡	不整な腫瘤
病理	扁平上皮癌
治療	（Ⅰ・Ⅱ期）**放射線療法**，レーザー照射 （Ⅲ・Ⅳ期）**喉頭全摘出術**
備考	**声帯固定**があればⅢ期以上である **声門癌**が最も多く，リンパ節転移しにくい 喉頭全摘出術後は**失声**する

解いてみた
喉頭の腫瘍

109E24

嗄声を主訴に来院した成人にまず行う発声機能検査はどれか.

a 音響分析

b 呼気流率

c 筋電図検査

d 喉頭内視鏡検査

e 最長発声持続時間

思考のプロセス

　嗄声といえば,喉頭病変 or 反回神経麻痺の 2 つでした.前者であれば粗糙性嗄声(だみ声)が多く,後者であれば気息性嗄声(かすれ声)になります.また,後者では発声持続時間の低下もみられます.よって,e が正解.

　迷うとしたら,d ですかね.もちろん,喉頭内視鏡も鑑別に有用というか,実際の臨床では必ず行う検査ですが,今回問われているのは「まず行う発声機能検査」ですので,e に答えを譲ります.

53歳の女性．2日前に発症した嗄声を主訴に来院した．喫煙歴はなく，飲酒は機会飲酒．50歳ごろから高血圧症で内服治療中．身長156cm，体重57kg．体温36.4℃．脈拍84/分，整．血圧148/86mmHg．尿検査と血液検査とに異常を認めない．喉頭内視鏡像を示す．

最も考えられるのはどれか．

a　喉頭癌

b　声帯ポリープ

c　反回神経麻痺

d　ポリープ様声帯

e　急性声門下喉頭炎

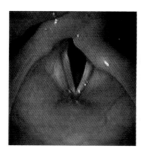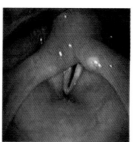

吸気時　　　　　　　　　　　　発声時

思考のプロセス

　嗄声から，喉頭病変 or 反回神経麻痺の2つを考えます．病歴だけで疾患を絞るのは難しそうですね．こういうときの画像は典型的なはず．安心して画像をみてみると，発声時に声門を閉じきれていないことがわかりますね．Advanced ですが，左の声門（画像では右側）の位置が変わっていないため，左反回神経麻痺だとわかります．結節や腫瘤はありませんね．よって，c が正解．

10歳の男児．1か月前から嗄声を自覚するようになった．クラスの人気者であり，活発で，みんなをまとめることが多い．土日には改善するという．喉頭鏡検査を行ったところ，両側の声帯に結節様隆起が認められた．

対応として最も適切なのはどれか．

a　酸素投与
b　輸　液
c　保存療法
d　喉頭微細手術
e　喉頭全摘出術

思考のプロセス

　嗄声から，喉頭病変 or 反回神経麻痺の2つを考えます．改善することもある点から，反回神経麻痺は考えにくいです．喉頭内視鏡では，声帯に結節様隆起が認められるとのこと．両側性ですから，声帯結節が考えやすいですね．キャラクター的にもリスクが高いといえます．よって，c が正解．

　他の選択肢もみてみましょう．a, b は無難な選択にみえますが，客観的に必要妥当性がないことはやめましょう．d は迷ったかもしれませんね．ただ，いきなり手術というのは，本人にとっても親にとってもハードルが非常に高いです．保存療法で改善する可能性も十分あります．また，小児の場合は声変わりなどを期に改善することも多いと知られています．e は論外ですね．

声の酷使により，片側性の病変をきたしやすい疾患はどれか．

a 声帯結節

b 声帯ポリープ

c ポリープ様声帯

d 喉頭乳頭腫

e 喉頭癌

思考のプロセス

　声の酷使がリスクになるものとして，声帯結節，声帯ポリープ，ポリープ様声帯の 3 つを学びました．それぞれの疾患概念を一言でいうと，声帯結節は両側対称性のタコ，声帯ポリープは片側性の小さな内出血，ポリープ様声帯は声帯全体の浮腫でした．よって，b が正解．

115A28 難問

72歳の女性．嗄声を主訴に来院した．20年前から声がかれて歌を歌えず，高い声を出せなかった．声質は悪化していないが，2か月前から階段を上る時に息苦しくなることが数回あったため受診した．既往歴に特記すべきことはない．喫煙は40歳から10本/日．飲酒は同時期から週1〜2回，缶ビール（350 mL）1本．身長153 cm，体重56 kg．体温36.3℃．脈拍70/分，整．血圧136/66 mmHg．呼吸数24/分．SpO₂ 97%（room air）．頸部に腫瘤を触知しない．尿検査，血液検査および胸部エックス線検査に異常を認めない．

喉頭内視鏡像（①〜⑤）の中で，この患者の内視鏡像として適切なのはどれか．

a ①

b ②

c ③

d ④

e ⑤

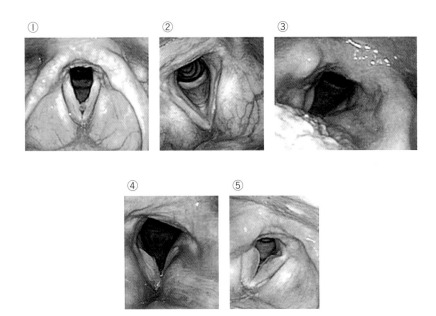

　嗄声から，喉頭病変 or 反回神経麻痺の 2 つを考えます．呼吸苦を合併していることから，前者であればポリープ様声帯 or 腫瘍，後者であれば両側性の反回神経麻痺となります．ただ，20 年とかなり長い経過ですから，喉頭癌や両側性の反回神経麻痺の可能性は考えにくいでしょう．

　それを踏まえた上で 1 つずつ画像をみていきましょう．①は声帯の中央部付近に小さな結節を両側対称性に認めています．声帯ポリープですね．声帯ポリープでは呼吸困難はきたしません．②，③はパスで OK．少なくとも，ポリープ様声帯を示唆する声帯全体の浮腫（腫脹）や明らかな腫瘤は認められませんね．④は白色の腫瘤を認めており，喉頭乳頭腫の所見です．大きくなれば呼吸困難をきたす可能性はあるものの，今回のものは気道を狭くするほどの大きさではありません．⑤は声帯全体の浮腫を認めており，ポリープ様声帯の所見です．よって，e が正解．ガッツリ喫煙歴がある点も合致しますね．

114F50

45歳の男性．嗄声を主訴に来院した．2年前から誘因なく嗄声が出現し，咽喉異物感と慢性的な咳が続いているという．喫煙歴と飲酒歴はない．白色光による喉頭内視鏡像および狭帯域光による喉頭内視鏡像を示す．

最も考えられるのはどれか．

a　下咽頭癌

b　声帯結節

c　喉頭乳頭腫

d　慢性喉頭炎

e　ポリープ様声帯

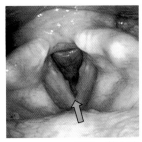
矢印＝前交連

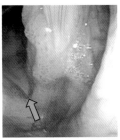
矢印＝前交連

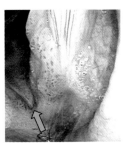
矢印＝前交連

思考のプロセス

　嗄声から，喉頭病変 or 反回神経麻痺の2つを考えます．病歴からは疾患を絞るのが難しそうなので，素直に画像をみてみましょう．すると，白色の腫瘤が声門部にいくつか散見されます．喉頭乳頭腫の所見ですね．よって，c が正解．

喉頭癌について正しいのはどれか. **3つ選べ.**

a 喫煙者に多い.

b 声門下部に発生しやすい.

c 声門部に発生したものは早期に頸部リンパ節転移を起こしやすい.

d 扁平上皮癌が多い.

e 早期であれば放射線療法のみでも治癒が望める.

思考のプロセス

1つずつみていきましょう. a はいいですね. 喉頭癌はタバコがリスクとなります. b は違いますね. 声門下部の発生は稀. 声門部が最も多く, 声門上部がそれに続きます. c も違いますね. 声門部にはリンパ節がなく, 声門癌はリンパ節転移しにくいのがポイントでした. d はいいですね. 頭頸部癌は基本的に扁平上皮癌が多いです. e もいいですね. 消化管などの癌では手術が 1st になることが多いですが, 喉頭癌では放射線療法が優先されます. よって, a, d, e が正解.

77歳の男性. 嗄声を主訴に来院した. 数か月前に声がかすれることに気付き, 次第に増強してきた. 喫煙歴は30本/日を35年間. 来院時の喉頭内視鏡では, 声門の可動性は良好だが右声門部に不整な腫瘤を認め, 生検組織では高分化型の扁平上皮癌が認められた. CT/MRIで声門外への進展やリンパ節の腫大は認めない.

最も適切な治療法はどれか.

a 抗菌薬

b 放射線療法

c 化学療法

d 喉頭微細手術

e 喉頭全摘除術

思考のプロセス

嗄声から, 喉頭病変 or 反回神経麻痺の2つを考えます (もう, 慣れましたね ^^). ガッツリと喫煙歴があり, 喉頭内視鏡では右の声門部に不整な腫瘤を認めているということです. 生検をすると扁平上皮癌であり, 喉頭癌(声門癌) の診断です.

幸いにも, 声門外への進展はなく, リンパ節転移を疑う所見も認められないとのこと. また, 声門の可動性が良好であるということから, 声帯固定も否定的です. 放射線療法の適応ありですね. よって, b が正解.

14 鼻腔と副鼻腔
鼻の炎症

「耳」と「喉」が終わり，本章からは「鼻」になります．前章までと同様，炎症と腫瘍の2つに分けて学んでいきましょう．今回は鼻×炎症です．

◆鼻の解剖生理学

鼻の機能としては，気道や嗅覚だけでなく，鼻毛による異物の除去，副鼻腔を介した共鳴効果などもあります．副鼻腔や鼻涙管の開口部はしっかりおさえておきましょう．

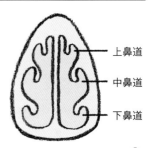

上鼻道
中鼻道
下鼻道

重要 **鼻道の開口部まとめ**

上鼻道：蝶形骨洞，篩骨洞（後）
中鼻道：前頭洞，上顎洞，篩骨洞（前）
下鼻道：鼻涙管

◆アレルギー性鼻炎

I型アレルギーによる鼻炎であり，**鼻汁（水様性）**，**くしゃみ**，鼻閉，後鼻漏，嗅覚障害，頭重感などをきたします．花粉症の人はお馴染みですよね．

国試では合併症をおさえておくべきであり，**アレルギー性結膜炎**，**アトピー性皮膚炎**，**気管支喘息**の 3 つをおさえておいてください．なお，花粉症ではアレルギー性結膜炎の合併が多い一方，気管支喘息の合併とは関係しません．これはなぜかというと，花粉はハウスダストなどに比べて粒子が大きく，下気道まで到達しないためです．

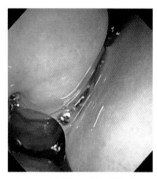

図 14-1　鼻甲介の腫脹・蒼白化（109A50）

鼻腔内視鏡にて，**鼻甲介の腫脹・蒼白化**がみられます（**図 14-1**）．また，鼻汁中には好酸球の増加が認められます．

治療は抗原回避の上，**抗ヒスタミン薬**，**ロイコトリエン受容体拮抗薬**，**ステロイド点鼻薬**が有効です．ひどい場合は，下鼻甲介の粘膜を焼灼したり，切除したりするような薬物以外の治療法も検討します．根治を目指すなら**減感作療法**が有効です．

◆急性副鼻腔炎

細菌性であれば，**肺炎球菌**や**インフルエンザ桿菌**が代表的な起因菌です．発熱に加えて，**鼻汁**（**膿性**），鼻閉，後鼻漏，嗅覚障害，頭痛，頬部痛などを生じます．身体所見で**副鼻腔領域の圧痛**をみるのが有用であり，鼻腔内視鏡では**膿性鼻汁**を確認します（**図 14-2**）．

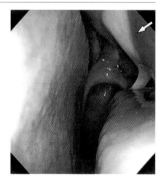

図 14-2　膿性鼻汁（109D27）

鼻腔内視鏡では副鼻腔そのものを直接観察することはできないので，詳細な評価には画像検査が必要です．画像では**副鼻腔領域**（**上顎洞を主体**）**に軟部影**が認められ，特に**液面形成**を認めた場合は“急性”が示唆されます（**図 14-3**）．

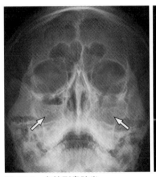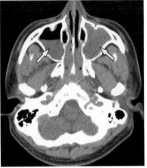

図 14-3　急性副鼻腔炎

　起因菌は急性中耳炎と同じですね．そのため，細菌性では治療方針も同じです．軽症であれば**経過観察**で OK であり，必要に応じて**抗菌薬（ペニシリン系など）**を使用するようにします．

◆慢性副鼻腔炎

　３か月以上持続した副鼻腔炎で，いわゆる蓄膿症です．細菌性であれば，急性副鼻腔炎の起因菌に加えて，緑膿菌や嫌気性菌などが関与することもあります．急性副鼻腔炎とは違い，**発熱がなく嗅覚障害を起こしやすい**というのがポイントです．

Amasawa's Advice

 嗅覚障害 → まずは副鼻腔炎を考えよう！

　画像では**副鼻腔領域に軟部影**を認めます（**図 14-4**）．鼻腔内視鏡では**鼻茸（鼻ポリープ）**をみることもあります（**図 14-5**）．これが副鼻腔の開口部を閉塞する原因となっていることもありますので，必ずチェックします．

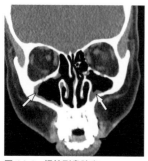

図 14-4　慢性副鼻腔炎

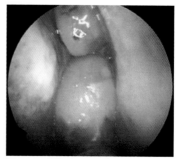

図 14-5　鼻茸（108A24）

　細菌性の場合，**抗菌薬**が有効です．難治性の場合には**内視鏡下鼻副鼻腔手術**（ESS）を行うこともあります．

◆副鼻腔炎イロイロ（Advanced）

　一言で副鼻腔炎といっても，原因はさまざまです．上記で扱った細菌以外に，好酸球，真菌，う歯，血管炎，腫瘍の5つがよく知られています．前者3つについて，少し掘り下げていきます．

　好酸球性副鼻腔炎は，その名の通り好酸球浸潤によって生じる副鼻腔炎です．上顎洞に生じやすい細菌性とは違い，**篩骨洞を主体**とし，鼻茸（鼻ポリープ）もみられやすいです（**図14-5**）．難治性の気管支喘息も合併していれば，好酸球性多発血管炎性肉芽腫症（EGPA）を必ず鑑別に挙げるようにしましょう．治療は**ステロイド**や**内視鏡下鼻副鼻腔手術**（ESS）が有効です．ただし，難治性かつ再発しやすいです．

　真菌性副鼻腔炎の起因菌は**アスペルギルス**が代表的で，**片側性**に生じやすいのがポイントです．国試的に覚えておいてほしいのは，易感染者に生じたものは**骨破壊性**をもち，上顎癌との鑑別が難しいこともあるということです．また，健常者に生じたものは菌球という塊を作ることが多く，**軟部影に石灰化を伴う**のが特徴です．菌球を作ると抗真菌薬が効かないため，**内視鏡下鼻副鼻腔手術**（ESS）が必要になります．

う歯によるものは歯性上顎洞炎といい，名前の通り，上顎洞炎を主座とします．平易にいえば，虫歯がひどくなって上顎洞にまで炎症が波及してしまった状態です（**図14-6**）．上顎洞炎だけを治療対象にしても意味がなく，大元の根治（**抜歯**）が必要不可欠です．基本的に**片側性**に生じるというのが，重要な鑑別点です．

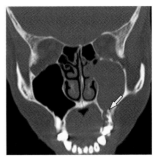

図 14-6　歯性上顎洞炎

最後に 1 つ補足しておきます．副鼻腔炎はありふれている疾患であるがゆえに軽視されがちなのですが，片側性の副鼻腔炎には特に注意してください．上記で学んだ真菌やう歯に加え，腫瘍（上顎癌など）が隠れている可能性もあるためです．

Amasawa's Advice

片側性の副鼻腔炎 → 細菌やアレルギー以外の原因も考えよう！

鼻の炎症

アレルギー性鼻炎

原因	Ⅰ型アレルギー
症状	水様性鼻汁，くしゃみ，鼻閉，嗅覚低下
合併症	アトピー性結膜炎，アレルギー性皮膚炎，気管支喘息
検査	IgE ↑，好酸球 ↑ 鼻腔内視鏡で鼻甲介の腫脹・蒼白化
治療	抗ヒスタミン薬，ロイコトリエン受容体拮抗薬， ステロイド点鼻薬 下鼻甲介粘膜レーザー焼灼術，下鼻甲介骨切除術，減感作療法

急性副鼻腔炎（細菌性）

原因菌	肺炎球菌，インフルエンザ桿菌 モラクセラ・カタラーリス
症状	発熱，膿性鼻汁，鼻閉，後鼻漏 嗅覚障害，頭痛，頬部痛
身体所見	副鼻腔領域の圧痛
鼻腔内視鏡	膿性鼻汁
画像	副鼻腔領域（特に上顎洞）の軟部影・液面形成
治療	経過観察，抗菌薬

慢性副鼻腔炎（細菌性）

原因菌	肺炎球菌，**インフルエンザ桿菌** モラクセラ・カタラーリス，緑膿菌，嫌気性菌
症状	鼻汁，鼻閉，後鼻漏 嗅覚障害，頭痛，頬部痛
鼻腔内視鏡	鼻茸（鼻ポリープ）
画像	副鼻腔領域（特に上顎洞）の軟部影
治療	経過観察，抗菌薬 内視鏡下鼻副鼻腔手術（ESS）
備考	副鼻腔炎が3か月以上持続したもの いわゆる蓄膿症である 好酸球，真菌，う歯，血管炎，腫瘍が原因になることもある 片側性の副鼻腔炎は他の原因がないか特に注意する

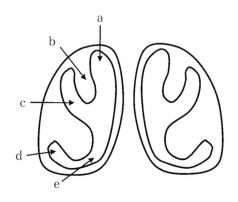

解いてみた
鼻の炎症

105F8

前鼻鏡検査でみられる鼻腔の模式図を示す.
急性上顎洞炎で膿性鼻漏が流出する部位はどれか.

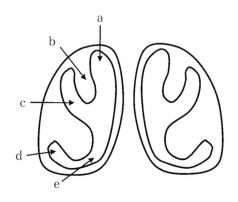

思考のプロセス

1つずつみていきましょう. a は上鼻道, b は中鼻甲介, c は中鼻道, d は下鼻道, e は総鼻道になります. 上鼻道は蝶形骨洞と篩骨洞(後), 中鼻道は前頭洞, 上顎洞, 篩骨洞(前), 下鼻道は鼻涙管の開口部でしたね. 今回は上顎洞の開口部を示せばよいので, c が正解. なお, 前鼻鏡とは鼻腔内を観察しやすくする道具であり, 病棟実習でみたことがある人もいるでしょう. 下図に示しておきます.

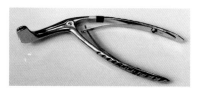

参考図　前鼻鏡 (112A14)

18歳の女子．くしゃみと鼻汁とを主訴に来院した．幼少時から一年中くしゃ
みと水様性鼻汁があり，特に起床直後に症状が強い．血清特異的 IgE 検査で
ヤケヒョウヒダニとコナヒョウヒダニのスコアが高値を示した．根治的な治
療を希望して受診した．

根治が期待できる治療法はどれか．

a　減感作療法
b　鼻内レーザー手術
c　抗ヒスタミン薬内服
d　抗ロイコトリエン薬内服
e　副腎皮質ステロイド点鼻

思考のプロセス

　くしゃみと鼻汁が主訴ですね．鼻汁の性状は水様性であり，アレルギー性
鼻炎が考えやすいです．血清特異的 IgE 検査（RAST）で，ヤケヒョウヒダ
ニとコナヒョウヒダニのスコアが高値であることから，これらに対するアレ
ルギーなのでしょう．

　アレルギー性鼻炎には，Ⅰ型アレルギーを抑制するための薬物療法や手術
が行われるため，b〜e も有効ですが，いずれも根治までは至りません．根
治を目指すならば減感作療法ですね．よって，a が正解．

14
鼻の炎症

111D25

28歳の女性．3週間前から続く鼻汁と鼻閉とを主訴に来院した．3日前に症状が悪化し，両側頬部の鈍痛と38℃台の発熱が出現した．職業は保育士．身長163 cm，体重54 kg．体温37.8℃．脈拍84/分，整．血圧122/70 mmHg．副鼻腔エックス線写真で両側上顎洞に濃い陰影を認める．咽頭と鼻腔の内視鏡像を示す．

治療を開始する際に必要な検査はどれか．

a　CRP
b　細菌培養検査
c　末梢血好酸球数
d　血清抗原特異的IgE
e　インフルエンザウイルス
　　迅速抗原検査

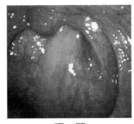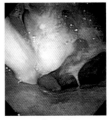

咽　頭　　　　　　鼻　腔

思考のプロセス

　発熱に加えて，鼻汁，鼻閉，頬部痛などがみられていることから，副鼻腔が感染のフォーカスとして考えられます．実際，副鼻腔X線写真で両側上顎洞に濃い陰影を認めているということですし，鼻腔内視鏡では膿性鼻汁が確認できます．急性副鼻腔炎の所見です．起因菌特定のため，培養検査が必要ですね．よって，bが正解．

　他の選択肢もみておきましょう．aのCRPは上昇していると考えられますが，値の大小でアセスメントが変わることはありません．同時に，治療の指標にもすべきではありません．cとdはアレルギー性鼻炎を想定しての選択肢ですね．eは関係ありません．

　なお，咽頭の写真では膿性鼻汁が上から垂れ込んできているのがわかりますね．これが後鼻漏です．後鼻漏は慢性咳嗽の原因となることがあります．研修医レベルになりますが，慢性咳嗽といえば①咳喘息，②感冒後咳嗽，③逆流性食道炎と合わせて，この④後鼻漏の4つをまずは考えるとよいです．

112B13

急性副鼻腔炎の症状のうち，緊急手術の必要性を示唆するのはどれか．

a 鼻閉
b 頰部痛
c 膿性鼻汁
d 視力低下
e 嗅覚低下

<hr>

思考のプロセス

　急性副鼻腔炎では発熱に加えて，膿性鼻汁，鼻閉，後鼻漏，嗅覚障害，頭痛，頰部痛などをきたすのでした．多様な症状ですが，副鼻腔のみの炎症であれば視力の異常はみられないはず．もしあるとすれば，副鼻腔の炎症が眼窩へと波及してしまった場合でしょう．よって，dが正解．

　副鼻腔炎というと大したことがないように思うかもしれませんが，周囲に重要な構造物がたくさんあるので，甘くみていると痛い目に合います．本問のように眼窩へ進展すれば視神経炎を起こしたり，頭蓋内へ進展すれば髄膜炎を起こしたりしますからね．

42歳の女性．最近，匂いが分からないことに気付いて受診した．10年前から粘膿性鼻漏，後鼻漏および鼻閉塞を自覚している．
嗅覚障害の原因として最も考えられるのはどれか．

a　鼻中隔弯曲症
b　アレルギー性鼻炎
c　慢性副鼻腔炎
d　副鼻腔嚢胞
e　上顎癌

思考のプロセス

　嗅覚障害と3か月以上の経過より，慢性副鼻腔炎を考えます．膿性鼻漏，後鼻漏，鼻閉塞をきたしている点も合致します．よってcが正解．他の選択肢はみるまでもありません．

42歳の女性．臭いがわかりにくいことを主訴に来院した．半年前から臭いがわかりにくくなり，また両側の鼻閉も出現してきたため受診した．左鼻腔内視鏡写真と副鼻腔CTとを示す．

この患者で注意すべき合併症はどれか．

a　肺気腫
b　肺化膿症
c　気管支喘息
d　特発性肺線維症
e　アレルギー性気管支肺アスペルギルス症

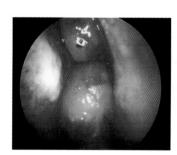
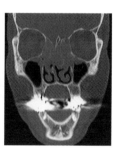

思考のプロセス

　嗅覚障害と3か月以上の経過より，慢性副鼻腔炎を考えます．鼻閉が生じている点も合致しますね．鼻腔内視鏡では鼻茸（鼻ポリープ）の形成が認められ，CTでは篩骨洞に軟部影がありますね．慢性副鼻腔炎に合致する所見です．注目すべきは，（一断面のみなので断定できないものの）上顎洞には軟部影を認めていないという点です．篩骨洞を主体にしていることから，副鼻腔炎の原因としては細菌性よりも好酸球性が考えやすいです．難治性の気管支喘息を合併していれば，EGPAも考慮されますよね．よって，cが正解．

83歳の男性．3か月前からの左顔面痛を主訴に来院した．痛みが強い時には夜も眠れないという．顔面の発赤，腫脹はない．他の神経症状を認めない．鼻腔と咽頭の内視鏡像および副鼻腔CTを示す．

まず行う対応として適切なのはどれか．

a FDG-PET

b 広域抗菌薬の点滴静注

c 頭蓋底手術

d 頭部MRA

e 鼻腔内生検

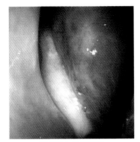
鼻腔内視鏡像

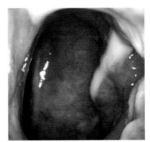
上咽頭内視鏡像

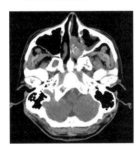
水平断像

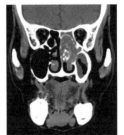
冠状断像

　顔面痛ですが，発赤・腫脹はないため，丹毒や蜂窩織炎といった皮膚軟部組織感染症ではなさそうです．病歴だけでは絞れなさそうなので，画像をみましょう．繰り返しになりますが，こういうときの画像は典型的なはず．安心してみると，鼻腔内視鏡では膿性鼻汁が認められますね．咽頭にも垂れ込んでいるのがわかります（これを後鼻漏というのでした）．副鼻腔炎を考える所見です．CTでは篩骨洞〜左上顎洞にかけて軟部影を認めますね．ポイントは片側性かつ石灰化を伴っている点です．そのため，副鼻腔炎の原因としては細菌性よりも真菌性が原因となっている可能性が高いといえます．

　それを踏まえた上で1つずつみていきましょう．a は不要ですね．悪性腫瘍であった場合の転移検索などに有用です．b は違いますね．上述の通り，真菌が原因と考えやすいため，抗菌薬は無効です．c は悪性腫瘍であった場合に検討するものですね．真菌感染では，行うとしても内視鏡下鼻副鼻腔手術（ESS）です．d は MRI であれば追加するに値しますが，MRA（血管の描出）は不要です．揚げ足取りのような選択肢ですが，その違いは現場において重要なので，しっかりおさえておいてください．残った e が正解．Grocott 染色で真菌の確定診断ができますし，悪性腫瘍の除外も可能です．

14

鼻の炎症

繰り返す鼻出血に注意！

鼻の腫瘍

本章では鼻×腫瘍について学んでいきます．たかが "鼻血" と思いがちですが，繰り返す鼻出血を契機にみつかることも少なくありません．

◆鼻出血

有名な知識ですが，鼻出血の好発部位といえば **Kiesselbach 部位**（鼻中隔前下部）になります（**図 15-1**）．鼻は外頸動脈と内頸動脈の両方から血流を受けています．外頸動脈由来としては顎動脈，内頸動脈由来としては眼動脈が代表的です．

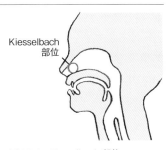

Kiesselbach
部位

図 15-1　Kiesselbach 部位

鼻出血の原因としては，特発性か外傷が圧倒的に多いです．ですが，国試で出題されやすいのは頭頸部腫瘍，鼻内異物，出血傾向，Osler 病といったものです．

> **重要　鼻出血を起こす疾患といえば**
>
>
>
> ① 特発性 / 外傷
> ② 頭頸部腫瘍（若年性血管線維腫，上顎癌など）
> ③ 鼻内異物
> ④ 出血傾向（血小板異常，凝固異常など）
> ⑤ Osler 病

それから，研修医になってから困らないように具体的な止血方法についても学んでおきましょう．

兎にも角にも，**座位**（**前傾姿勢**）での**鼻翼部圧迫**が1stです．これは定番でしょう．注意すべきは，仰臥位にしないこと．なぜかというと，誤嚥の危険があるためです．

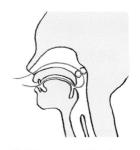

図15-2　ベロックタンポン

病院レベルであれば，**アドレナリンを染み込ませたガーゼ**を鼻腔に挿入し，圧迫止血を行います．アドレナリンの添加によって，血管の収縮が期待できます．

それでも止まらない or 鼻の奥からの出血の場合は**電気メスによる焼灼**を行います．ただ，出血点を確認できないと焼灼が難しいので，とりあえずの止血を目指す場合は**ベロックタンポン**というものが有効です（図15-2）．上咽頭を塞ぎ，咽頭への垂れ込みを防ぎつつ，止血を図ることができます．

◆若年性血管線維腫

若年男性の鼻腔に好発する良性腫瘍であり，**鼻出血を繰り返す**のが特徴です．大きくなると上咽頭を占拠し，滲出性中耳炎をきたすこともあります．血流が非常に豊富であるため，**造影CT/MRI**で**hypervascular mass** としてみられるのが特徴です（図15-3）．

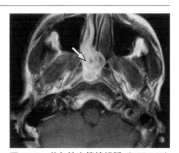

図15-3　若年性血管線維腫（102A46）

治療は**外科的手術**が1st choice になります．ただし，血流が豊富で出血のリスクが高いため，術前にあらかじめ動脈塞栓術を行い，血流を低下させておくと安全です．

◆術後性頬部嚢胞

　慢性副鼻腔炎の外科的手術後，数十年かけてゆっくり発生する嚢胞です．最近はほとんど行われていませんが，昔は副鼻腔炎に対して粘膜をすべて除去するような外科的手術を行っており，その合併症として知られていました．

Amasawa's Advice

　慢性副鼻腔炎の手術歴 → 術後性頬部嚢胞を考えよう！

　術後性頬部嚢胞の厄介な点は，**骨破壊性**をもつことです．多くは無症状ですが，上顎洞の骨壁を破壊し眼窩や頭蓋底に及ぶと多様な症状をきたします．嚢胞の生じた場所や進展範囲を評価するのには **CT/MRI** が有用です（図15-4, 5）．根治には**内視鏡下鼻副鼻腔手術**（**ESS**）を行います．

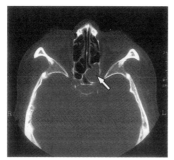

図 15-4　術後性頬部嚢胞（CT）
（103D49）

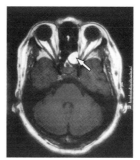

図 15-5　術後性頬部嚢胞（MRI）
（103D49）

◆上顎癌

　その名の通り，上顎洞から発生した悪性腫瘍（多くは扁平上皮癌）であり，**中高年**に好発します．**タバコや慢性副鼻腔炎がリスク**となり，**骨破壊性**をもつのが特徴です．片側性の副鼻腔炎に骨破壊がみられた場合は，上顎癌の可能性を考えておきましょう（**図15-6**）．

初期は無症状ですが，大きくなると**繰り返す鼻出血**や**悪臭を伴う鼻汁**を生じます．また，術後性頬部嚢胞と同様，病変が眼窩に及べば視神経炎，頭蓋底に及べば髄膜炎などをきたします．

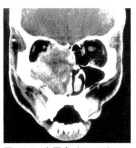

図 15-6　上顎癌（100H9）

上顎癌のポイントは，**リンパ節転移しにくい**ことです．喉頭癌の 1 つである声門癌と同じですね．治療は悪性腫瘍の基本である手術，放射線療法，化学療法を適宜組み合わせて行います．

重要	**リンパ節転移しにくい頭頸部癌といえば**

　① **声門癌**
　② **上顎癌**

鼻の腫瘍

鼻出血

好発部位	Kiesselbach 部位
原因	特発性，外傷 頭頸部腫瘍（若年性血管線維腫，上顎癌など） 鼻内異物，出血傾向（血小板異常，凝固異常など），Osler 病
治療	座位（前傾姿勢）での鼻翼部圧迫 アドレナリン含浸ガーゼ 電気焼灼，ベロックタンポン

若年性血管線維腫

好発	若年男性の鼻腔
症状	鼻出血
合併症	滲出性中耳炎
造影 CT/MRI	hypervascular mass
治療	外科的手術 動脈塞栓術

術後性頰部囊胞

原因	慢性副鼻腔炎の外科的手術
症状	無症状
CT/MRI	囊胞
治療	内視鏡下鼻副鼻腔手術（ESS）
ポイント	骨破壊性をもつ

上顎癌

好発	中高年
リスク	タバコ，慢性副鼻腔炎
症状	無症状 鼻出血，悪臭を伴う鼻汁
検査	CT/MRI
病理	扁平上皮癌
治療	手術，放射線療法，化学療法
ポイント	骨破壊性をもつ リンパ節転移しにくい

105E12

鼻出血の好発部位はどれか.

a 鼻中隔後部

b 鼻中隔上部

c 鼻中隔前下部

d 下鼻甲介前端部

e 下鼻甲介後端部

思考のプロセス

　鼻出血の好発部位といえば，Kiesselbach部位ですね．ただ，この名称だけを知っていても意味がなく，具体的な場所を覚えておく必要があります．その場所とは鼻中隔前下部でしたね．よって，cが正解.

73歳の女性．入院中の患者の鼻出血について病棟看護師から救急外来に相談があった．午前2時ころから右鼻出血があり，ティッシュペーパーを鼻腔に詰めて10分間様子をみたが，止血しないため電話したという．10年前から高血圧症で降圧薬を服薬中であるが，抗血小板薬と抗凝固薬は内服していない．体温36.0℃．脈拍76/分，整．血圧120/70 mmHg．

救急外来の医師が診察する前に，病棟看護師が患者に指示する内容として適切なのはどれか．

a 「鼻根部を温めましょう」
b 「仰向けに寝てください」
c 「今すぐ降圧薬を内服しましょう」
d 「血は吐き出さずに飲み込んでください」
e 「座ってうつむいて鼻を強くつまんでください」

思考のプロセス

　鼻出血の止血対応を問われています．まずは座位での鼻翼部圧迫を行いましょう．よって，eが正解．なお，bやdは誤嚥の危険があるためNGです．

大量の鼻出血のため搬入された成人患者にまず行うのはどれか.

a　電気凝固

b　鼻根部圧迫

c　顎動脈塞栓術

d　外頸動脈結紮

e　アドレナリン含浸ガーゼ挿入

―――――――――――――― 思考のプロセス ――――――――――――――

　鼻出血の止血対応を問われています. 前問同様, 鼻翼部圧迫がまず頭に浮かびます. ということで, b が……

　と, 飛びつくと失敗します. よくみると, b は鼻翼部圧迫ではなく, 鼻根部圧迫となっていますね（なんだか悪意のある引っ掛けですが……）. というわけで, 今回それに該当する選択肢はありません. また, 今回は大量出血で搬入されているので, 鼻翼部圧迫のみでは止血が難しいと予想されます. これらのことから, 次の選択肢として挙げられるのはアドレナリン含浸のガーゼ挿入です. よって, e が正解.

98F19

58歳の男性．大量の鼻出血のため救急車で来院した．朝6時ころ，右鼻出血があったが10分ぐらいで自然に止血した．2時間後に再び鼻出血が始まり，今回は止まらない．口腔からも血液を吐き出している．前鼻鏡検査では上鼻道後方から多量に出血しているが，出血点は確認できない．

適切な止血法はどれか．

a　鼻根部を冷やす．

b　鼻翼を正中に向かい圧迫する．

c　後鼻孔側タンポン〈Bellocq タンポン〉を挿入する．

d　電気焼灼を行う．

e　内頸動脈結紮を行う．

思考のプロセス

　大量の鼻出血ですね．まずは鼻翼部圧迫で対応を……と考えたくなりますが，前鼻鏡検査で上鼻道後方から多量に出血しているのが確認されています．よくある Kiesselbach 部位からの出血ではなく，より後方からの出血ですから，鼻翼部圧迫やアドレナリン含浸ガーゼ挿入では効果が期待できません．

　それを踏まえた上で1つずつみていきましょう．a は上記と同じ理由で無効ですし，そもそも止血効果は薄いです．b は先の理由で無効です．c が正解ですね．今回のような場合にこそ，ベロックタンポンが力を発揮してくれます．d の電気焼灼も有効なのですが，今回は出血点が確認できていないため，c に答えを譲ります．e はどうしようもない場合に検討しますが，いきなりはやり過ぎです．

16歳の男子．鼻出血を主訴に来院した．2か月前から大量の鼻出血を繰り返しており，右の鼻閉もある．頰部痛や鼻漏はなく，視覚異常や体重減少もない．血液所見と血液生化学所見とに異常を認めない．右鼻腔内視鏡写真，副鼻腔造影 CT 及び手術時に摘出した組織の H-E 染色標本を示す．

考えられる疾患はどれか．

a 上顎癌
b 乳頭腫
c 神経鞘腫
d 血管線維腫
e 悪性リンパ腫

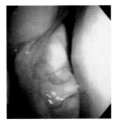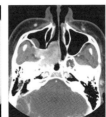
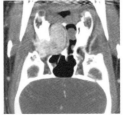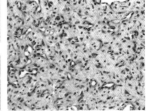

思考のプロセス

　若年男性の鼻出血ですね．鼻出血を繰り返していることから，何らかの背景疾患が考慮されます．病歴からはこれ以上絞るのが難しそうなので，画像をみてみましょう．すると，鼻腔内視鏡では右鼻腔内に腫瘤があるのがわかりますね．CT をみるとそれに相当する病変があり，全体がほぼ均一に造影されています．疫学とも合わせ，若年性血管線維腫を考える所見です．よって，d が正解．病理像は若年性血管線維腫を示唆するものですが，深入りせず……でよいでしょう．

66歳の女性．1か月前からの右頬部腫脹を主訴に来院した．28年前に両側慢性副鼻腔炎に対する手術の既往がある．腫脹した右上顎の歯肉部を穿刺すると粘稠な液体が吸引された．頭部CT及び頭部MRI T1強調像を次に示す．診断として最も考えられるのはどれか．

a 上顎洞癌

b 歯性上顎洞炎

c 副鼻腔真菌症

d 慢性副鼻腔炎

e 術後性上顎嚢胞

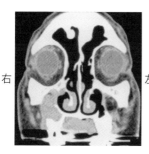

右　　　　左　右　　　　左

思考のプロセス

　だいぶ昔に慢性副鼻腔炎の手術歴があるようです．これは，術後性頬部嚢胞を考えるキーワードです．実際，腫脹した部分を穿刺すると粘稠な液体が吸引されていることから，嚢胞に矛盾しません．一応画像もみておくと，右上顎洞に嚢胞があることがわかります．よって，eが正解．

116A58

69歳の男性．左鼻出血と複視を主訴に来院した．1か月前から左鼻出血を繰り返し，徐々に左鼻閉が悪化した．2日前から物が二重に見えることを自覚した．副鼻腔の造影CTと造影MRIを次に示す．左鼻腔生検で扁平上皮癌を認めた．

この疾患で認められるのはどれか．

a 難聴
b 眼球突出
c 開口障害
d 味覚障害
e 嚥下障害

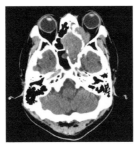

造影CT水平断像

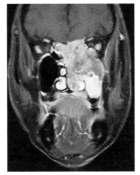

脂肪抑制造影T1強調冠状断像

思考のプロセス

　高齢男性の繰り返す鼻出血です．経過で鼻閉の悪化や複視の出現があることからも，上顎癌などの悪性腫瘍の可能性が考慮されます．実際，生検で扁平上皮癌が検出されていますね．画像では左上顎洞に骨破壊を伴う不整な腫瘤があり，篩骨洞・蝶形骨洞や眼窩まで進展していることが読み取れます．複視の原因もこれで説明できますし，眼球の突出もみられますね（眼球の位置の左右差に注目してください）．よって，bが正解．

上顎癌について**誤っている**のはどれか.

a 高齢者の悪臭鼻汁をみたら鑑別にいれる.

b 慢性副鼻腔炎がリスクになる.

c 頭部 CT で骨破壊像を認める.

d 頸部リンパ節腫脹を起こしやすい.

e 予後は不良のことが多い.

思考のプロセス

　1つずつみていきましょう. a はいいですね. 高齢者＆悪臭を伴う鼻汁とくれば, 上顎癌が外せません. b もいいですね. 上顎癌はタバコや慢性副鼻腔炎がリスクとなるのでした. c もいいですね. 上顎癌は骨破壊性をもつのが特徴であり, 片側性の副鼻腔炎＋骨破壊をみたら, 上顎癌の可能性を考えることが大切です. d は違いますね. 頭頸部癌のうち, 声門癌と上顎癌の2つがリンパ節転移しにくいことは必須暗記事項です. e はいいですね. 上顎癌に限らず, 頭頸部癌は予後不良のことが多いです. よって, d が正解.

15
鼻の腫瘍

16

唾液腺と舌

口腔の炎症

　いよいよ大詰めです.「耳」,「喉」,「鼻」に続き,「口」を学んでいきましょう. 国試では**唾液腺**と**舌**に生じる疾患を学びますが, これまでと同様, 炎症と腫瘍に分けて考えます. まずは口×炎症についてです.

◆唾液腺

　唾液腺は, **耳下腺, 顎下腺, 舌下腺**の3つが代表的です. 耳下腺は漿液性のサラサラとした唾液を作っており, 耳下腺管 (Stenon管) を通じて口腔内へと分泌します. 1点おさえておくべきは, 耳下腺内部を顔面神経 (Ⅶ) が走行することです. ただし, 耳下腺そのものは顔面神経 (Ⅶ) ではなく, 舌咽神経 (Ⅸ) の支配ですので, 注意してください. 顎下腺や舌下腺も含め, **表16-1** にまとめておきます.

表 16-1　唾液腺のまとめ

	種類	支配神経	特徴
耳下腺	漿液腺	舌咽神経 (Ⅸ)	顔面神経 (Ⅶ) が内部を走行する
顎下腺	混合腺	顔面神経 (Ⅶ)	唾石を生じやすい
舌下腺	粘液腺	顔面神経 (Ⅶ)	ガマ腫を生じやすい

◆唾石症

　唾石とはその名のとおり, 唾液腺に発生する結石のことで, 導管内で詰まってしまうと**顎下部の疼痛や腫脹**をきたします. 特に食事中に痛みを感じやすいのが特徴です.

💡 **食事中の疼痛 → 唾石症を考えよう！**

　唾石のほとんどが**顎下腺**に生じます（**図 16-1**）．これはなぜかというと，顎下腺は粘液と漿液が混ざり合っていること，顎下腺管（Warton管）が上向きの走行＆出口が狭いため，といわれています．**X 線/CT** で位置を確認し，自然排石が難しいようであれば**開口部切開による結石除去**が有効です．

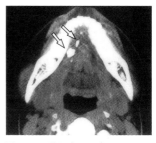

図 16-1　唾石（97A12）

◆流行性耳下腺炎

　いわゆる"おたふくかぜ"ですね．**ムンプスウイルス**が原因となり，発熱に加えて**有痛性の耳下腺腫脹**がみられるのが特徴です．血液検査では**アミラーゼ上昇**がみられます．特効薬はなく，対症療法を行います．

💡 **発熱＋有痛性の耳下腺腫脹 → 流行性耳下腺炎を考えよう！**

　国試で重要なのは，ズバリ**合併症**です．内耳炎（ムンプス難聴），髄膜炎，精巣炎，膵炎の４つをおさえておきましょう．ちなみにですが，内耳炎（ムンプス難聴）は両側性ではなく，片側性である点に注意しておいてください．

◆舌カンジダ症

　舌にカンジダ（真菌）が感染し，**舌の疼痛**を生じます．**白色病変**としてみられますが，見た目だけだと舌癌との鑑別が難しいこともあるので，皮膚科で学んだ **KOH 直接鏡検法**で診断しましょう．

16
口腔の炎症

口腔の炎症

唾石症

好発部位	顎下腺
種類	炭酸カルシウム結石 リン酸カルシウム結石
症状	顎下部の疼痛・腫脹 （特に食事中）
X線/CT	結石
治療	経過観察 開口部切開

流行性耳下腺炎

原因	ムンプスウイルス
症状	発熱 有痛性の耳下腺腫脹
合併症	内耳炎，髄膜炎 精巣炎，膵炎
血液検査	アミラーゼ↑
治療	対症療法

舌カンジダ症

原因	カンジダ
症状	舌の疼痛
視診	白色病変
検査	KOH 直接鏡検法
治療	抗真菌薬

解いてみた
口腔の炎症

100B20

唾石症について正しいのはどれか.

a 舌下腺に好発する.
b 摂食時に疼痛が増強する.
c 腺内唾石は口内法で摘出する.
d Sjögren 症候群に合併しやすい.
e エックス線透過性のものが多い.

思考のプロセス

　1つずつみていきましょう. a は違いますね. 混合腺である顎下腺に好発するのでした. b が正解ですね. 「食事中の疼痛」といえば, 唾石症のキーワードになります. c は初見ですね. 多くは導管内に生じますが, ときに唾液腺内に生じることもあります. その場合, 開口部を切開しても排石は期待できません. そのため, 唾液腺内の唾石については超音波での破砕あるいは唾液腺自体の摘出を行います. 余裕があれば覚えておいてください. d も初見ですね. Sjögren 症候群は慢性唾液腺炎をきたすことは有名ですが, 結石の発生には関与しません. e も違います. 唾石のほとんどがカルシウム含有の結石であり, X 線の透過性は乏しいです. そのため, X 線/CT で結石として描出することができるわけです.

112D57

51歳の女性．1週間前からの右顎下部の腫脹を主訴に来院した．血液所見：
赤血球480万，Hb 13.8 g/dL，Ht 42%，白血球9,000，血小板22万．CRP 0.4 mg/
dL．尿所見と他の血液生化学所見とに異常を認めない．頭頸部CTを示す．
この疾患について正しいのはどれか．

a　発熱を伴う．
b　口腔乾燥を伴う．
c　食事中に疼痛を伴う．
d　頬部粘膜の腫脹を伴う．
e　口腔底に潰瘍形成を伴う．

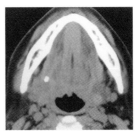

思考のプロセス

　顎下部の腫脹が主訴です．病歴や血液検査では特異的診断には結びつかな
いため，画像をみてみましょう．すると，顎下腺の近くに結石があるのがわ
かりますね．唾石症の診断です．よって，cが正解．他の選択肢はみるまで
もありません．

6歳の男児．右耳の下の痛みを主訴に来院した．体温38.1℃．酸味の多いものを食べると痛みが増強する．約2週前に，通っている幼稚園に同様の症状を認める児がいた．顔面の写真を示す．

この疾患の合併症としてみられるのはどれか．**2つ選べ．**

a　難聴
b　肺炎
c　髄膜炎
d　蜂巣炎
e　リンパ節炎

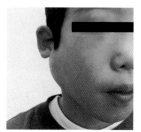

思考のプロセス

　小児の発熱に加えて，有痛性の耳下腺腫脹（右）がみられています．幼稚園で同様の症状を認める児がいることからも，流行性耳下腺炎の診断は難しくないでしょう．よって，a，cが正解．

70歳の女性. 舌の疼痛を主訴に来院した. 舌に白色病変を認める. 病変部から採取した白色物質の苛性カリ〈KOH〉直接鏡検法の写真を次に示す.
治療として適切なのはどれか.

a 抗真菌薬を塗布する.
b 抗菌薬を経口投与する.
c 白色病変部の舌を部分切除する.
d オピオイドで疼痛コントロールを
  行う.
e 副腎皮質ステロイド含有軟膏を塗
  布する.

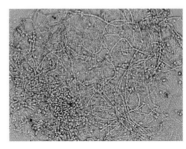

思考のプロセス

　舌の疼痛が主訴で, 舌に白色病変を認めるということです. KOH直接鏡検法が出てきている時点で, ピンッときた人も多いことでしょう. 実際, 菌糸を認めており, 舌カンジダ症の診断です. よって, a が正解. 他の選択肢はみるまでもありません.

疫学も大切にしよう

口腔の腫瘍

前章に続き，口×腫瘍を学んでいきます．出題頻度はあまり高くないので，ポイントだけおさえておけばよいでしょう．

◆多形腺腫

唾液腺腫瘍のほとんどが**耳下腺**に生じます．その中で最も多いのが，この多形腺腫という良性腫瘍です．**中年女性**に好発し，基本的に無症状です．

注意すべきは，数％程度で**悪性化する可能性がある**ということ．急速に増大したり，痛みを伴ったり，顔面神経麻痺を合併（耳下腺の中を顔面神経が走行するのでしたね）した場合は，悪性化の可能性を考慮しなくてはなりません．その判断には**細胞診**が有用です．治療は**外科的手術**を行います．

◆ Warthin 腫瘍
ワルチン

"ごぶとり爺さん"のコブは，この Warthin 腫瘍だといわれています．多形腺腫に次いで多い良性腫瘍（正確には反応性変化）であり，基本的に無症状です．多形腺腫との違いとしては，**高齢男性に好発**し，**悪性化しない**ことです．

治療は**外科的手術**になります．しかし，多形腺腫とは違って核出術（病変のみを取り除く）が可能となります．そのため，これらの鑑別が重要なのですが，細胞診や CT/MRI ではなかなか判別が難しいこと

も少なくありません．そこで有用なのが，**核医学検査**（TcO$_4$⁻）です．多形腺腫とは違い，**Warthin 腫瘍では TcO$_4$⁻ を取り込む**ため，鑑別に有用です．

◆ガマ腫

腫瘍ではありませんが，便宜上ここで扱います．**粘液貯留**がその本態であり，粘液腺である**舌下腺**に好発します．**若年者**に発生しやすく，粘液の溜まりであるために**口の中から光を当てると内部が透見できる**のが特徴です．通常は無症状ですが，感染を合併しやすいのが問題となるため，**穿刺術**あるいは**摘出術**で治療します．

◆舌癌

口腔癌で最も多いのが舌癌です．これまで学んだ頭頸部癌と同様，**中高年**に生じやすく，多くは扁平上皮癌です．**タバコ**，**白板症**（**角化異常**），**う歯**，**不適合義歯**などによる慢性的な刺激がリスクとなり，**舌縁**に好発します（図 17-1）．

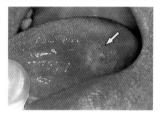

図 17-1　舌癌（96A10）

舌の痛みを自覚して発見されやすいですが，ときに口内炎や舌カンジダ症と間違われてしまうこともあります．舌癌は**頸部リンパ節に転移しやすい**（特に**顎下リンパ節**）ため，誤診によってステージが進行してしまうのは避けたいところですね．

治療は，**手術**か**密封小線源療法**が有効です．密封小線源療法の場合，口内炎や味覚障害などの副作用が起こることに留意しておきましょう．なお，舌癌のみで味覚障害を生じることはめったにありません．

口腔の腫瘍

多形腺腫

好発	中年女性の耳下腺
症状	無症状
検査	細胞診 TcO_4^- の取り込みなし
治療	外科的手術
備考	急速増大, 有痛性, 顔面神経麻痺の合併は悪性化を疑う 再発しやすい

Warthin 腫瘍

好発	高齢男性の耳下腺
症状	無症状
検査	細胞診 TcO_4^- の取り込みあり
治療	外科的手術 (核出術)
備考	悪性化しない

ガマ腫

好発	若年者の舌下腺
症状	無症状 ※感染を合併しやすい
検査	ペンライトで内部が透見
治療	穿刺術，摘出術
備考	再発しやすい

舌癌

好発	中高年の舌縁
リスク	タバコ，白板症，う歯，不適合義歯
症状	舌痛
転移	頸部リンパ節（特に顎下リンパ節）
病理	扁平上皮癌
治療	手術，密封小線源療法 化学療法，放射線療法
備考	口腔癌の中で最も多い 味覚障害は稀である

114D61

60歳の男性．右耳下部腫瘤を主訴に来院した．1か月前，洗顔時に気付いたが痛みはなくそのままにしていたという．右耳下腺後下部に軟らかい腫瘤を触れる．穿刺吸引細胞診で囊胞性背景に胞体が好酸性の上皮細胞集塊を認める．頸部MRIを示す．$^{99m}TcO_4^-$唾液腺シンチグラフィで病変部に集積を認める．

診断はどれか．

a 耳下腺癌

b 頸部血管腫

c Warthin 腫瘍

d IgG$_4$ 関連疾患

e 耳下腺多形腺腫

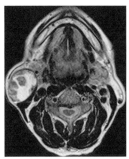 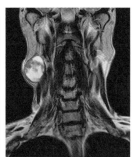

T2 強調水平断像　　　　T2 強調冠状断像

思考のプロセス

　耳下腺腫瘤ですから，多形腺腫 or Warthin 腫瘍の2つが考えやすいです．MRIでの鑑別は難しいですが，$^{99m}TcO_4^-$ 唾液腺シンチグラフィで集積があることから，後者の Warthin 腫瘍が考えやすいです．よって，c が正解．

耳下腺疾患で顔面神経麻痺をきたすのはどれか.

a 唾石症

b 流行性耳下腺炎

c 化膿性耳下腺炎

d Warthin 腫瘍

e 悪性腫瘍

思考のプロセス

　耳下腺疾患において, 顔面神経麻痺の合併がみられた場合は悪性病変を考えるべきです. よって, e が正解.

60歳の男性．舌の痛みを主訴に来院した．3か月前から舌右縁から口腔底にかけて疼痛が続いており改善しないため受診した．疼痛の部位に粘膜不整を認め，生検で扁平上皮癌の病理診断であった．頸部リンパ節転移や遠隔転移を認めない．口腔内の写真，頭頸部造影MRIの脂肪抑制T1強調像および頭頸部PET/CTの冠状断像を示す．

最も適切な治療法はどれか．

a　放射線治療
b　舌全摘出術
c　抗癌化学療法
d　レーザー蒸散術
e　舌・口腔底切除術

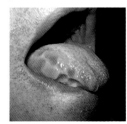
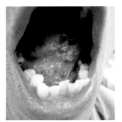
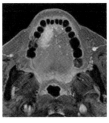
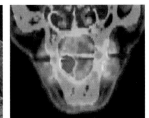

思考のプロセス

　中年の舌の痛みですから，舌癌に注意しなければなりません．実際，右の舌縁～口腔底に粘膜不整があり，生検をすると扁平上皮癌が検出されています．舌癌ですね．幸い，頸部リンパ節転移や遠隔転移はないとのことです．一応，画像もみておくと同部位に腫瘍があることがわかります．

　それを踏まえた上で1つずつみていきましょう．aの放射線治療は，進行癌では検討するものの，今回のように転移もなく，根治が目指せる場合は適応となりません．なお，放射線治療と密封小線源療法は似て非なるものですので，ご注意を．bの全摘は片側性病変に対してはやりすぎです．また，口腔底にも及んでいるので，そちらの切除も合わせて行う必要があります．cも進行癌では検討するものの，aと同様の理由で否定されます．dは舌に限局する早期癌であれば検討に値するものの，今回は口腔底に及んでいるので適応となりません．よって，残ったeが正解．

18 原因の推定が鍵！
顔面神経麻痺

国試の傾向と対策

　末梢性の顔面神経麻痺といえば，Bell 麻痺が 7 割，Ramsay Hunt 症候群が 2 割を占めます．そのため，これら 2 つについてしっかり学んでいきましょう．

◆顔面神経(Ⅶ)

　解剖学の復習ですが，顔面神経は橋から出て，内耳道を通り，膝神経節を経由します．その後，耳下腺内を通過し，表情筋に分布します．途中で大錐体神経，アブミ骨筋神経，鼓索神経を分枝しており，これらについて下記にまとめておきます．

重要	顔面神経の分枝まとめ

① 大錐体神経 ：涙腺分泌
② アブミ骨筋神経 ：アブミ骨筋反射
③ 鼓索神経 ：顎下腺・舌下腺の分泌
　　　　　　　　舌前 2/3 の味覚

このため，顔面神経が障害されると，涙腺分泌低下，聴覚過敏（アブミ骨筋反射減弱による），唾液腺分泌低下，味覚障害，兎眼（眼輪筋麻痺による），表情の左右差といった多様な症状をきたすことも納得でしょう（**図18-1**）．

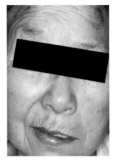

図 18-1　左の顔面神経麻痺
（106I72）

◆ Bell 麻痺

何らかの誘因によって，膝神経節に潜伏感染している**単純ヘルペスウイルス1型（HSV-1）が再活性化**し，**末梢性の顔面神経麻痺**をきたしたものが Bell 麻痺です（ただし，原因不明のこともあります）．多くは**片側性**です．

治療は HSV の特効薬である**アシクロビル**になります．また，神経浮腫を軽減するため**ステロイド**も有効です．自然治癒することが多いですが，ときに後遺症を残してしまうこともあります．

◆ Ramsay Hunt 症候群
ラ ム ゼ イ　ハ ン ト

何らかの誘因によって，膝神経節に潜伏感染している**水痘・帯状疱疹ウイルス（VZV）が再活性化**し，**末梢性の顔面神経麻痺**をきたしたものが Ramsay Hunt 症候群です．多くは**片側性**です．

Bell 麻痺と異なるのは原因ウイルスだけではありません．こちらは近くを走行している内耳神経も障害します．そのため，**感音難聴**および**末梢性めまい**を生じます．

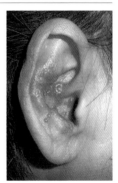

図 18-2　有痛性の皮疹
（110D47）

Bell 麻痺との最大の鑑別点は，**耳介に有痛性の皮疹**（水疱など）をきたすことです（**図18-2**）．簡単にいえば，"耳にできた帯状疱疹"です．

Amasawa's Advice

💡 顔面神経麻痺 → まずは耳介をチェックしよう！

治療は Bell 麻痺同様，**アシクロビル**や**ステロイド**が有効です．ただし，Bell 麻痺よりも後遺症を残してしまうことが多いです．

◆続発する顔面神経麻痺

詳細は割愛しますが，顔面神経麻痺を生じる他の原因として，耳下腺悪性腫瘍，聴神経腫瘍，真珠腫性中耳炎，サルコイドーシス，Guillain-Barré 症候群，髄膜炎，脳血管障害，脳腫瘍，外傷（側頭骨横骨折など）などもあります．

それから，1 点補足です．本章で学んだ Bell 麻痺や Ramsay Hunt 症候群は末梢性の顔面神経麻痺をきたしますが，脳血管障害などによる中枢性の顔面神経麻痺との鑑別が必要です．

最も簡便な判別方法は，**額のしわ寄せができるかどうか**です（図 18-3）．そもそも中枢性というのは主に橋の異常ですが，橋では額の支配が両側性となっています．そのため，片側性の顔面神経麻痺が生じたとしても，額のしわ寄せは可能です．一方，末梢性というのは橋から出た後の異常であり，この場合は代償が効かないために額のしわ寄せが不可能となります．

末梢性　　　　　　　中枢性

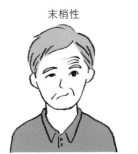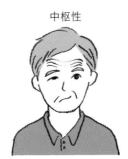

図 18-3　顔面神経麻痺の末梢性と中枢性の違い

18
顔面神経麻痺

顔面神経麻痺 → 額のしわ寄せで末梢性 or 中枢性を判別しよう!

　図18-1 は左の顔面神経麻痺であり，鼻唇溝（ほうれい線）が右側よりも浅く，口角が下がっているのがわかると思います．注目すべきは，左前額部のしわ寄せができていないことです．このため，**図** 18-1 は末梢性の顔面神経麻痺である，ということがわかります．

〜顔面神経の misdirection 〜

　misdirection とは「過誤支配」という意味です．**末梢神経が損傷**すると，修復機転が働いて**神経を再生**させます．このとき，本来入るべきでない部位に末梢神経が分布してしまうのが，神経の misdirection です．
　例えば，舌下腺や顎下腺に入るべき鼓索神経の一部が涙腺に迷入してしまった場合，「食事をすると涙が出る」という奇妙な現象が起きます．これは**ワニの涙症候群**といわれています．

顔面神経麻痺

Bell 麻痺

原因	HSV-1 の再活性化 原因不明
症状	**片側性&末梢性の顔面神経麻痺** (涙腺分泌低下，聴覚過敏，唾液腺分泌低下， 味覚障害，兎眼，表情の左右差)
治療	**アシクロビル，ステロイド** ビタミン剤，ATP 製剤，星状神経節ブロック

Ramsay Hunt 症候群

原因	VZV の再活性化
発症様式	突然
症状	**片側性&末梢性の顔面神経麻痺** 感音難聴，末梢性めまい
身体所見	耳介の有痛性皮疹
治療	**アシクロビル，ステロイド** ビタミン剤，ATP 製剤，星状神経節ブロック

解いてみた
顔面神経麻痺

104E31

顔面神経麻痺の障害部位診断に有用なのはどれか. **2つ選べ.**

a 温度眼振検査
b 電気味覚検査
c 涙液分泌検査
d ティンパノメトリ
e オルファクトメトリ

思考のプロセス

　初見のものが多いですが, 慌てふためく必要はありません. 焦らず, 1つ
ずつみていきましょう. aはカロリックテストのことであり, これは半規管
の異常を調べる検査でしたね. 顔面神経とは関係ありません. bは初見だと
思いますが, 味覚を検査するものだということは容易に想像できると思いま
す. 舌前2/3の味覚は顔面神経が支配していることから, これは障害部位診
断に有用そうですね. なお, 舌後1/3は舌咽神経（Ⅸ）の支配です. cも初
見ですが, 涙腺は顔面神経支配であり, こちらも有用そうですね. dは伝音
難聴をきたす疾患に有用であり, 顔面神経とは関係ありません. eも初見で
すが, olfactoryとは「嗅覚」のことであり, オルファクトメトリは嗅覚の
ための検査だと推測できます. 英語が苦手で全く予測不可能であったとして
も, bとcがよさそうなので, わざわざよくわからないeを選ぶ道理はない
でしょう. よって, b, cが正解.

113A38

62歳の男性．右顔面全体の動きにくさを主訴に来院した．3日前から右耳に痛みがあった．今朝，洗顔時に眼に水が入り，食事中に口から食べ物がこぼれることに気付いたため受診した．右耳介および外耳道内に小水疱を認める．口腔，咽頭には明らかな異常を認めない．発熱はなく，血液所見に異常を認めない．

随伴する可能性が高いのはどれか．

a 嗄声

b 嗅覚脱失

c 視力低下

d 伝音難聴

e 平衡障害

思考のプロセス

　顔面の動きにくさに加えて，洗顔時に眼に水が入ってしまったり，口から食べ物がこぼれていることから，顔面神経麻痺を考えるのは難しくないでしょう．注目すべきは，右耳に有痛性の小水疱を伴っていることです．これは Ramsay Hunt 症候群に特徴的でしたね．Ramsay Hunt 症候群は顔面神経（Ⅶ）だけでなく，内耳神経（Ⅷ）にも異常がみられるため，e が正解．

　なお，a は迷走神経（Ⅹ），b は嗅神経（Ⅰ），c は視神経（Ⅱ）の異常をそれぞれ想定しているようです．d は伝音難聴でなく，感音難聴ならば正しいですね．

18
顔面神経麻痺

32歳の男性．右顔面の麻痺を主訴に来院した．4日前から右耳痛，右軽度難聴および右顔面の違和感が続いていた．昨日から飲水時に右口角から水が漏れ，今朝から右眼が閉じられなくなった．右耳介に皮疹を認める．

誤っているのはどれか．

a　右額のしわ寄せは可能である．

b　舌右側の味覚の低下がみられる．

c　右アブミ骨筋反射は減弱する．

d　聴力検査で感音難聴を認める．

e　水痘・帯状疱疹ウイルスの再活性化が原因である．

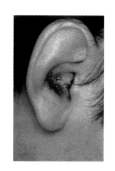

思考のプロセス

　前問同様，顔面神経麻痺を疑うことは容易いでしょう．今回も，耳介に有痛性の皮疹を認めていることから，Ramsay Hunt 症候群と考えられます．

　それを踏まえた上で1つずつみていきましょう．a がさっそく違いますね．Ramsay Hunt 症候群は末梢性の顔面神経麻痺をきたすものであり，額のしわ寄せは不可能となるはず．b はいいですね．舌前 2/3 の味覚は顔面神経の支配であり，味覚障害が起こります．c もいいですね．アブミ骨筋反射が低下します．補足ですが，<u>大きな音が侵入してきた際にアブミ骨筋を収縮させることで，過大音から内耳を守るために音を調節するのがアブミ骨筋反射の役割です</u>．d もいいですね．内耳神経も障害するため，感音難聴をきたします．e もいいですね．VZV の再活性化が原因でした．よって，a が正解．

顔面神経麻痺を**きたしにくい**のはどれか.

a　耳下腺癌
b　側頭骨骨折
c　顔面神経鞘腫
d　滲出性中耳炎
e　真珠腫性中耳炎

思考のプロセス

　1つずつ検討していきましょう. a はいいですね. 耳下腺腫瘍のうち, 顔面神経麻痺の合併がみられた場合は悪性腫瘍を考えるのが定石です. b は次章で詳しく学びますが, 側頭骨骨折(特に横骨折)でも生じます. c の神経鞘腫は, 神経のシュワン細胞から発生する良性腫瘍です. 腫瘍によって正常の顔面神経が圧排されることで顔面神経麻痺をきたします. ちなみにですが, 似たようなものをどこかで扱ったのですが, 覚えていますか？ ……第6章で学んだ聴神経腫瘍です. これは前庭神経のシュワン細胞から発生する良性腫瘍でしたね. つまり, 聴神経腫瘍は前庭神経鞘腫ともいえるわけですね. d は耳管の狭窄・閉塞を契機に中耳腔内が陰圧化し, 分泌物が溜まってしまうものでした. 顔面神経とは関係しませんね. e の真珠腫性中耳炎は骨破壊性をもち, 周囲に進展していきます. 当然, 顔面神経に及ぶこともありえますね. よって, d が正解.

19

頭部外傷で生じる
顔面骨骨折

国試の傾向と対策

　あまり馴染みのないところかもしれませんが，実際の臨床ではしばしばみかけることになると思います．**外傷エピソード**を確認の上，頭部CTで骨折をみつけましょう．なお，顔面骨骨折は複数の骨を同時に骨折することも少なくありません．

◆側頭骨骨折

　側頭骨における骨折は方向が重要です．縦の骨折が80%と多く，**中耳障害**を合併しやすいです．一方，横の骨折は20%と比較的稀ですが，**内耳障害**を合併しやすいです．頭部CTを評価するときは，縦と横の向きに注意してください（**図19-1**）.

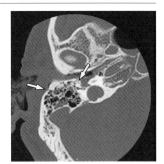

図19-1　右側頭骨骨折（縦骨折）

重要　**側頭骨骨折の合併症といえば**

　縦（**80%**）：**中耳障害**
　横（**20%**）：**内耳障害**

　もう少し具体的にいうと，中耳障害は第4章で学んだ耳小骨離断や鼓膜損傷などによって起こり，**伝音難聴**をきたします．内耳障害は内耳神経の損

傷などによって起こり，**感音難聴**や**末梢性めまい**をきたします．ときに，近傍にある顔面神経も損傷し，**顔面神経麻痺**を生じることもあります．治療は保存療法あるいは手術です．

◆顎骨骨折

　顎骨を骨折すると**咬合不全**といった機能の異常だけでなく，**整容的問題**も生じえます．そのため，手術を行うことが多いです．

　折れやすいのは**下顎骨**ですが，上顎骨のほうが重症になりやすいです．なぜかというと，三叉神経障害や頭蓋底骨折を合併しやすくなるためです．

◆眼窩吹き抜け骨折

　外力によって眼に衝撃が加わり，**眼窩下壁 or 眼窩内側壁**を骨折したのが眼窩吹き抜け骨折です（**図 19-2**）．眼窩のすぐ下は上顎洞であり，骨折部から眼窩内容物が落ち込むのが特徴的です．

　原因はケンカやスポーツ（野球など）が多いため，**若年者**に好発しやすいです．眼窩内容物が落ち込むことで**眼球陥凹**がみられたり，外眼筋（特に下眼筋）が巻き込まれると**複視**（**特に上転障害**）をきたします（**図 19-3**）．また，眼窩下管というところに骨折が及ぶと三叉神経（V2）を損傷するため，**頬部感覚障害**をきたします．こういった症状がある場合，手術適応となります．

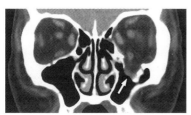

図 19-2　眼窩吹き抜け骨折（104A53）

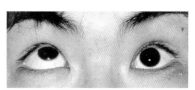

図 19-3　左眼の上転障害（108I62）

～もしも，眼窩 "吹き抜けない" 骨折だったら～

「骨折はしないに越したことはない」と思うのが普通ですが，眼窩吹き抜け骨折の場合は，ある意味で**骨折したほうがいい**です．

　例えば，野球ボールが眼に強く当たって，眼窩下壁の吹き抜け骨折が生じたとしましょう．ここで不思議に思うのは，ボールが直接当たったのは眼であって，眼窩下壁ではないという点です．では，なぜ眼窩下壁が折れたのか……？

　実は，**眼に当たった衝撃は眼窩内圧を急激に上昇させ，その結果として，薄い眼窩下壁が間接的に骨折した**のです．もしも，眼窩下壁の骨折が起きなければ眼窩内圧はさらに上昇し続け，いずれは眼球が破裂してしまうのです．

顔面骨骨折

側頭骨骨折

原因	外傷
症状	（縦骨折）**伝音難聴** （横骨折）**感音難聴，末梢性めまい，顔面神経麻痺**
検査	頭部 CT
治療	保存療法，手術

顎骨骨折

原因	外傷
症状	咬合不全，容貌変化
合併症	三叉神経障害，頭蓋底骨折
検査	頭部 CT
治療	保存療法，手術
備考	上顎骨骨折は重症度が高い

眼窩吹き抜け骨折

好発	若年者の眼窩下壁・眼窩内側壁
原因	外傷
症状	眼球陥凹 複視（特に上転障害） 頬部感覚障害
検査	頭部 CT
治療	保存療法，手術

解いてみた
顔面骨骨折

側頭骨縦骨折でみられやすいのはどれか.

a 温度眼振検査で反応消失である.

b ABR で潜時の延長を認める.

c SISI テストが陽性である.

d Weber 試験で健側が大きく聞こえる.

e Rinne 試験が陰性である.

思考のプロセス

　側頭骨骨折のうち，縦骨折では中耳障害を合併しやすいのでした．それを踏まえた上で，1 つずつみていきましょう.

　a は半規管麻痺（CP），b は後迷路性難聴，c は聴覚補充現象を調べる検査で陽性ならば内耳性難聴を示すものでしたね．いずれも側頭骨骨折のうち，横骨折ではみられやすいものの，縦骨折ではみられやすいとはいえません. d の Weber 試験は，伝音難聴であれば病側が大きく聞こえるはず．よって，残った e が正解．Rinne 試験が陰性ということは伝音難聴を示唆します．各検査について忘れてしまっていた人は，しっかり復習しておきましょう.

19
顔面骨骨折

105D56

25歳の男性．自転車で転倒し右側頭部を強打したため搬入された．意識は清明．右顔面神経麻痺を認める．側頭骨高分解能CTを次に示す．

この患者に認められる可能性の高い症候はどれか．**3つ選べ**．

a 嗄　声
b 難　聴
c めまい
d 嗅覚障害
e 味覚障害

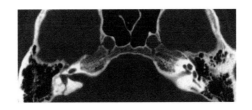

思考のプロセス

　側頭部の外傷後，顔面神経麻痺をきたしていることから，側頭骨骨折（特に横骨折）の可能性が挙げられます．CTをみてみると，前庭にかかるように右の側頭骨骨折を認めます．骨折の向きからも横骨折に合致しますね（縦骨折ではないので注意してください）．

　側頭骨横骨折では内耳障害を合併しやすいですし，本問のように顔面神経麻痺を合併することも少なくありません．よって，b，c，eが正解．

104D53

20歳の男性．物をかめないことを主訴に来院した．昨日，自転車を運転中に転倒し，顔面を強打した．顔面の皮下出血，腫脹および咬合異常を認める．眼球運動障害，頬部感覚異常および開口障害は認めない．

骨折部位として考えられるのはどれか．**2つ選べ**．

a　眼窩底
b　頬　骨
c　上顎骨
d　下顎骨
e　舌　骨

思考のプロセス

　顔面外傷後，咬合異常を認めていることから，顎骨骨折の可能性が最も考えられます．よって，c，dが正解．他の選択肢はみるまでもありません．

114B12

10歳の男児の左顔面にボールが当たり，その直後から物が二重に見え，悪心が出現している．上方視の状態を示す．
最も考えられる骨折部位はどれか．

a 頬骨
b 鼻骨
c 前頭骨
d 眼窩下壁
e 眼窩内壁

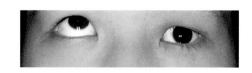

95B15

顔面外傷と症候の組合せで**誤っている**のはどれか.

a　鼻骨骨折 ————— 鼻出血

b　前頭蓋底骨折 ——— 髄液鼻漏

c　眼窩吹き抜け骨折 — 眼球運動障害

d　視神経管骨折 ——— 複視

e　下顎骨骨折 ————咬合異常

思考のプロセス

　１つずつみていきましょう．aの鼻骨骨折は本文で触れていませんが，鼻出血をきたすことは容易に想像がつきますね．ちなみにですが，顔面骨折のうち，最も多いのが鼻骨骨折であり，下顎骨骨折がそれに続きます．bは救急科の範囲になりますが，いいですね．逆に，髄液鼻漏がみられれば頭蓋底骨折を疑わなくてはなりません．cもいいですね．眼窩吹き抜け骨折では複視（特に上転障害）がみられやすいのでした．dが違いますね．視神経管の内部には視神経（Ⅱ）が走行しており，ここが損傷されれば失明の危険があります．なお，複視（眼球運動障害）に関与する脳神経は外眼筋を支配する動眼神経（Ⅲ），滑車神経（Ⅳ），外転神経（Ⅵ）の３つです．eはいいですね．外傷後に咬合異常をみたら，顎骨骨折をまずは考えます．よって，dが正解.

余裕があればおさえたいところ
その他

◆機能性難聴

　機能性難聴は器質的異常がないにもかかわらず，難聴を訴えるもので，ストレスによるものや詐病の一部です．これらの違いについては，本シリーズの精神科でお話ししていますが，ストレスが原因の場合は**心因性難聴**，詐病の場合は**詐聴**と区別されます．

　特徴は，**自覚的所見（オージオグラムなど）と他覚的所見（ABRなど）の乖離がみられること**です．背景に**疾病利益**が隠れているため，**心理的アプローチ**が有効です．

◆正中頸嚢胞

　甲状腺は舌奥に発生し，前頸部へと下降します．この通り道を**甲状舌管**といい，通常は胎生期に退縮してなくなります．ですが，これが遺残してしまい，その部分に嚢胞を生じたのが正中頸嚢胞です．別名，甲状舌管嚢胞ともいわれます．

　その名の通り，前頸部の**正中部**に生じるのが典型的です（**図20-1，2**）．そのため，左右どちらかに偏る嚢胞をみたときには，ガマ腫やリンパ管腫といった他の嚢胞性病変を鑑別する必要があります．

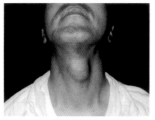
図 20-1　正中頸嚢胞（102A45）

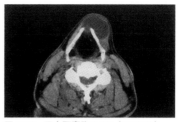
図 20-2　正中頸嚢胞の CT（102A45）

　基本的には無症状ですが，**感染を繰り返しやすい**のが問題となります．根治には**手術**を行います．

◆鼻中隔弯曲症

　左右の鼻を隔てている鼻中隔が弯曲し，**鼻閉**などをきたした状態です（**図 20-3**）．**鼻炎**や**副鼻腔炎**の原因にもなります．鼻中隔の弯曲自体は日本人の 80～90％にみられるため**経過観察**でよいですが，有症状や合併症がみられた場合には**手術**を検討します．

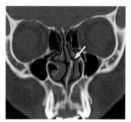
図 20-3　鼻中隔弯曲

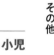

◆鼻内異物

　鼻腔内にビーズ，豆類，電池といった異物を入れてしまった状態で，**小児**に圧倒的に多いです．**鼻出血**や**悪臭を伴う鼻汁**を生じるため，**異物除去**を行います．

　ときに，認知症のある高齢者にみられることもあります．その場合は上顎癌との鑑別が難しいこともあります．

重要 **悪臭を伴う鼻汁といえば**　

　① 上顎癌
　② 鼻内異物

機能性難聴（心因性難聴）

背景	疾病利益
症状	高度の難聴
検査	ABR などの他覚的所見では正常
治療	心理的アプローチ
備考	疾病利益の自覚がある場合は**詐聴**という

正中頸嚢胞（甲状舌管嚢胞）

原因	甲状舌管の遺残
症状	無症状 （※感染を繰り返しやすい）
CT/MRI	前頸部の正中部に位置する
治療	経過観察 手術

鼻中隔弯曲症

症状	鼻閉
合併症	鼻炎 副鼻腔炎
治療	経過観察 手術

鼻内異物

好発	小児
異物	ビーズ，豆類，電池など
症状	鼻出血 悪臭を伴う鼻汁
治療	異物除去

95G10

12歳の女児. 突然の両側の難聴を主訴に来院した. 昨日学校で友人とクラブ活動のことで意見の相違があり激論となった. 純音聴力検査では両耳とも水平型のオージオグラムで平均聴力は右45 dB, 左60 dB. 聴性脳幹反応〈ABR〉の閾値は左右とも 10 dB である.

考えられる疾患はどれか.

a ウイルス性難聴

b 遺伝性難聴

c 外リンパ瘻

d 心因性難聴

e 感音難聴

思考のプロセス

　両側性の難聴が主訴ですが, 病歴から心因性の可能性をプンプン匂わせてきていますね. 決定打となるのは, 純音聴力検査（自覚的所見）ではしっかり難聴があるものの, ABR（他覚的所見）が正常範囲内であるという点です. よって, d が正解.

　ちなみにですが, a〜c を選ぼうとすると, 自動的に e も当てはまってしまい, 答えが 2 つになってしまうので間違いに気づけるようになっています. 昔の国試はこういう優しさがあったんですけどねぇ〜.

36歳の男性．前頸部腫瘤を主訴に来院した．2か月前に初めて自覚したが，その後，腫瘤の大きさに変化はない．前頸部傍正中の舌骨付近に半球状，単発の 25×25 mm の柔らかい腫瘤を触れる．嚥下時にこの腫瘤は挙上する．頸部造影 CT を示す．

診断はどれか．

a　側頸囊胞

b　皮様囊胞

c　正中頸囊胞

d　腺腫様甲状腺腫

e　囊胞状リンパ管腫

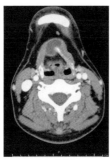
水平断像

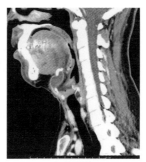
矢状断像

思考のプロセス

　前頸部傍正中の舌骨付近に柔らかい腫瘤を触れるとのことです．病歴からはこれ以上絞れなさそうなので，画像をみてみましょう．すると，同部位に囊胞が確認できますね．この部位に生じる囊胞といえば正中頸囊胞（甲状舌管囊胞）です．よって，c が正解．他の選択肢はみるまでもありません．

2歳の女児．右頬の腫れを主訴に来院した．生下時から頬部の腫れに気付いていた．最近になって右耳前部から頬部にかけて腫れが目立つようになってきた．皮下に境界不鮮明なびまん性の軟らかい腫瘤を触れる．この部位を穿刺すると淡黄色調の透明な液体を認めた．

最も考えられるのはどれか．

a　脂肪腫
b　平滑筋腫
c　リンパ管腫
d　神経線維腫
e　海綿状血管腫

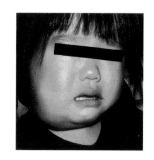

思考のプロセス

　病歴を読み進めていくと，右頬の腫れている部分に軟らかい腫瘤を触れ，これを穿刺すると液体を認めたということです．内容物が透明の液体＝囊胞です．鑑別はいくつか挙がりますが，選択肢の中ではリンパ管腫のみが囊胞性病変に該当します．よって，cが正解．

　選択肢にはありませんが，正中頸囊胞としては左右差がありすぎます．前問のように正中から少しズレることはあるものの，正中から大きく外れることはまずありません．なぜなら，あくまで甲状舌管の通り道に生じるものだからです．

鼻内異物で**誤っている**ものはどれか.

a　高齢者に好発する.

b　豆類やビーズが原因異物になりやすい.

c　悪臭を伴う.

d　電池は早急に取り出す必要がある.

e　気道異物を続発することがある.

思考のプロセス

　1つずつみていきましょう. a がさっそく違いますね. 鼻内異物は小児に好発します. b はいいですね. 豆類やビーズといった鼻腔内にフィットしやすいものに注意しましょう. c もいいですね. 悪臭を伴う鼻汁をみたときは,鼻内異物を考えるべきです. d の電池は粘膜損傷の危険があるため,早急に取り出す必要があります. e もいいですね. 鼻腔から気道に落ちうることは,解剖学的構造から容易に想像できることでしょう. よって, a が正解.

20
その他

21 天沢流キーワード術

耳漏
① 慢性中耳炎
② 真珠腫性中耳炎（悪臭を伴う）

両側性の伝音難聴
耳硬化症

ポップ音後の片側性感音難聴
外リンパ瘻

両側性の聴神経腫瘍
神経線維腫症Ⅱ型

両側性の感音難聴
① 老人性難聴
② 騒音性難聴
③ 薬剤性難聴

末梢性めまいのみ
秒～分単位：BPPV
日～月単位：前庭神経炎

犬吠様咳嗽
クループ症候群（急性声門下喉頭炎）

嗄声

① 喉頭病変

② 反回神経麻痺

嗅覚障害

副鼻腔炎

鼻出血

① 特発性/外傷

② 頭頸部腫瘍

③ 鼻内異物

④ 出血傾向

⑤ Osler 病

慢性副鼻腔炎の手術歴

術後性頬部嚢胞

リンパ節転移しにくい頭頸部癌

① 声門癌

② 上顎癌

食事中の疼痛

唾石症

発熱＋有痛性の耳下腺腫脹

流行性耳下腺炎

顔面神経麻痺＋耳介の有痛性皮疹

Ramsay Hunt 症候群

悪臭を伴う鼻汁

① 上顎癌

② 鼻内異物

Rinne 試験

陽性：正常，感音難聴

陰性：伝音難聴

耳鏡

発赤・腫脹　　：急性中耳炎

鼓膜穿孔　　　：慢性中耳炎，外傷

鼓膜の内陥　　：滲出性中耳炎，耳管狭窄

分泌液貯留　　：滲出性中耳炎

白色塊・痂皮：真珠腫性中耳炎

オージオグラム

A-B gap：伝音難聴

2,000 Hz のみ混合性難聴：耳硬化症

4,000 Hz 付近の障害（c^5 dip）：騒音性難聴

ティンパノグラム

A 型　　　：正常

As 型　　：耳硬化症

Ad 型　　：耳小骨離断

B 型　　　：滲出性中耳炎

C 型　　　：耳管狭窄

聴覚補充現象の検査

① SISI テスト

② ABLB テスト

③ 自記オージオグラム

聴性脳幹反応（ABR）

① 後迷路性難聴

② 乳幼児

③ 機能性難聴

Romberg 徴候（＋）

① 前庭神経障害

② 脊髄後索障害

一定方向の水平（回旋性）眼振

末梢性めまい

カロリックテストで半規管麻痺

末梢性めまい

頭位変換眼振検査

良性発作性頭位めまい症（BPPV）

鼓膜切開

急性中耳炎

鼓膜チューブ留置術

滲出性中耳炎

鼓室形成術

① 慢性中耳炎

② 真珠腫性中耳炎

アブミ骨手術

耳硬化症

補聴器

① 両側性の伝音難聴

② 老人性難聴

人工内耳

不可逆的な感音難聴

111I7

右鼓膜写真（①〜⑤）と疾患の組合せで正しいのはどれか．

a ① ── 真珠腫性中耳炎

b ② ── 耳硬化症

c ③ ── 滲出性中耳炎

d ④ ── 慢性鼓膜炎

e ⑤ ── 慢性化膿性中耳炎

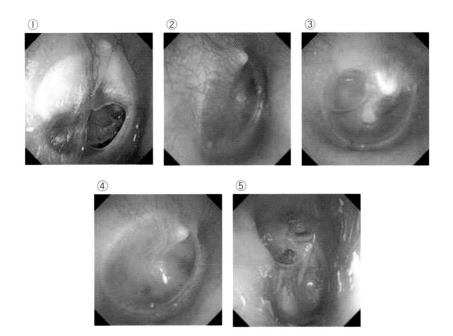

　鼓膜の写真はあまり見慣れていないと思いますが，これまで学んだ知識を総動員して導き出しましょう．aは違いますね．①は穿孔が明らかであり，慢性中耳炎を考える所見です．真珠腫性中耳炎を示唆する白色塊や痂皮はありません．bも違いますね．②は鼓膜の発赤・腫脹がみられ，急性中耳炎の所見です．cがいいですね．③では気体-液体の境界がはっきりみられており，中耳腔内に分泌液貯留があるとわかります．滲出性中耳炎の所見ですね．dの④は正常の鼓膜です．eの⑤は難しいですが，鼓膜上部（弛緩部）に陥凹と耳小骨破壊がみられており，進行した真珠腫性中耳炎の所見です．少なくとも，慢性中耳炎の所見ではないことはわかると思います．よって，cが正解．

114F11

右側頭骨 CT を示す.

部位と機能の組合せで正しいのはどれか.

a　①——— 舌知覚

b　②——— 中耳腔換気

c　③——— 平衡覚

d　④——— 表情筋運動

e　⑤——— 聴覚

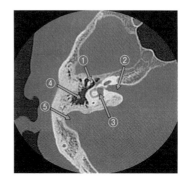

思考のプロセス

　側頭骨 CT もあまり見慣れていないと思いますが,この問題を通して解剖学的構造を確認していきましょう.①は耳小骨です.アイスクリームのような形をしていますが,アイスに相当するのがツチ骨,コーンに相当するのがキヌタ骨です.②は内耳道です.③は前庭であり,輪っかのようになっている部分が半規管に相当します.④は乳突蜂巣,⑤は S 状静脈洞です.よって,c が正解.

110G39

右側頭骨 CT の水平断像を示す.

矢印で示した範囲の内部を走行する神経はどれか. **3つ選べ.**

a　前庭神経

b　顔面神経

c　鼓索神経

d　蝸牛神経

e　大錐体神経

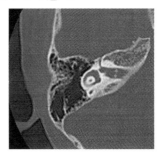

思考のプロセス

　前問で学んだ知識から，内耳道であることはすぐにわかりますね．内耳道には顔面神経（Ⅶ）と内耳神経（Ⅷ）が走行しており，後者はさらに蝸牛神経と前庭神経に分けられるのでした．よって，a，b，d が正解.

　c と e はともに顔面神経の枝ですね．ですが，内耳道ではこれらをまだ分枝していません.

21歳の男性. 右耳鳴を主訴に来院した. 昨夜, ロックコンサートに行き, 最前列で大音量の音楽を聴いた. コンサート終了直後から右耳鳴があり, 今朝から右難聴も自覚したため受診した.

オージオグラム（画像提示順に①〜⑤）のうち, この患者に最も考えられるのはどれか.

a ①
b ②
c ③
d ④
e ⑤

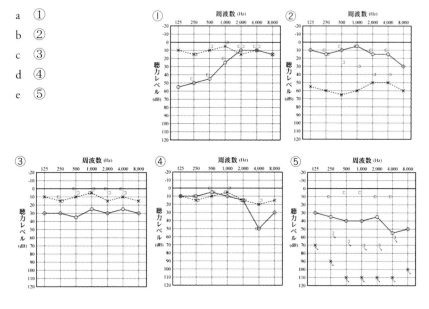

思考のプロセス

　ロックコンサート後の耳鳴りを伴う難聴ですから, 音響外傷を想起するのは難しくないでしょう. 耳鳴りを伴っていることから高音域の障害が推定されます. それを踏まえた上で1つずつみていきましょう.

　①は右耳の感音難聴に合致するものの, 低音域が障害されていることから, Ménière病を考えたくなります. ②は左耳の異常であり, 今回とは反対ですね. ③は右耳の異常ですが, A-B gapがみられており, 伝音難聴です. ④は右耳の感音難聴です. 4,000 Hzが主に障害されている, いわゆるc^5 dipの所見であり, 音響外傷に合致しますね. ⑤は右耳の伝音難聴と左耳の高度感音難聴であり, 合いません. よって, dが正解.

97I38

25歳の女性．両側の難聴を主訴に来院した．5年前から難聴を自覚し，徐々に増悪している．最近では耳鳴りも強くなり，会話にも不自由を感じるようになってきた．皮膚に多発性神経鞘腫がみられる．インピーダンスオージオグラムは正常である．純音聴力検査所見と頭部造影 MRI の脂肪抑制 T1 強調像とを次に示す．

考えられる病変部位はどれか．

a　外　耳
b　中　耳
c　内　耳
d　聴神経
e　脳　幹

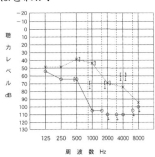

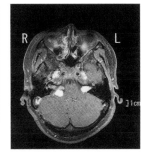

思考のプロセス

　若年女性の両側性の難聴ですね．オージオグラムから感音難聴であることがわかります．両側性であることから，老人性難聴，騒音性難聴，薬剤性難聴の3つをまず考えますが，これらを示唆する病歴はいずれもありません．

　病歴だけでは厳しそうなので，画像をみてみましょう．すると，両側性に内耳道～小脳橋角部に腫瘤があるのがわかりますね．よって，d が正解．

　本文でもチラッと触れましたが，両側性の聴神経腫瘍をみたら背景に神経線維腫症Ⅱ型（NF-Ⅱ）がないかを考えるべきです．今回，皮膚にも神経鞘腫が多発しており，その可能性は非常に高いといえます．

2か月の乳児. 新生児聴覚スクリーニングで両耳とも要精査となったため母親に連れられて来院した. 身長, 体重は正常範囲であり, 両側の鼓膜に異常を認めない. サイトメガロウイルス抗体検査は陰性であった.

まず行うべき検査はどれか. **2つ選べ**.

a　側頭骨 CT

b　染色体検査

c　純音聴力検査

d　重心動揺検査

e　聴性脳幹反応〈ABR〉

思考のプロセス

　乳児の難聴疑いです. 精査を行う必要があることはわかると思いますが, 具体的に何をすればよいのか？というのは実践的で難しいかもしれませんね. 1つ1つ紐解いていきましょう.

　a は被曝するデメリットがあるものの, 解剖学的異常の有無を精査できます. 実際, 先天性の難聴では中耳や内耳の奇形が隠れていることも少なくありません. b はやりすぎです. 両耳以外に異常はなく, 染色体異常を調べる根拠に乏しいです. c は音を聞いて, ボタンを押してもらう検査なので, 乳児にはできません. d は初見だと思いますが, 名前からは平衡機能を調べる検査であることはわかるでしょう. 立位で行うものであり, 乳児ではもちろん施行できません. e は客観的な聴力検査であり, 乳児にも施行可能ですね. よって, a, e が正解.

114A17

2か月の乳児. 新生児聴覚スクリーニングで精密検査が必要となり, 両親とともに来院した. 家族の呼びかけや周囲の音への反応はほとんどない. 身長・体重は月齢相当である. 外耳道と鼓膜とに異常を認めない. 側頭骨CTでは中耳・内耳に異常を認めない. 聴性脳幹反応〈ABR〉は両耳とも無反応である. 耳音響放射〈OAE〉では, 両耳で低中音部に残存聴力が確認された.

医師から両親への説明として適切なのはどれか.

a 「機能性難聴です」
b 「補聴器装用を開始しましょう」
c 「副腎皮質ステロイドで治療します」
d 「人工内耳埋込み術をすぐに予定します」
e 「1歳6か月児健康診査まで様子をみてください」

思考のプロセス

　第7章の最後の問題 (→ p.65 106G54) と似ていますね. 聴性脳幹反応で無反応になっていることから, こちらも高度の感音難聴であることがわかります. ただし, 今回は1歳以下の乳児であり, 人工内耳をすぐに植え込むのは難しい状況です. 幸いにも, 耳音響放射〈OAE〉という検査で低中音部に残存聴力が残っているということ. 補聴器を着用し, 聴覚への刺激を少しでも与えていきましょう. よって, b が正解.

　なお, スクリーニング検査で引っかかってからの流れは, 前問を踏襲していますね.

疾患とリスクファクターの組合せで**誤っている**のはどれか.

a　口腔癌 ——————— 不適合義歯

b　声帯麻痺 ————— 音声酷使

c　下咽頭癌 ————— 飲　酒

d　睡眠時無呼吸 —— 肥　満

e　ポリープ様声帯 — 喫　煙

思考のプロセス

　1つずつみていきましょう. a はいいですね. 口腔癌で最も多いのは舌癌であり, 不適合義歯がリスクとなるのでした. b は違いますね. 声の酷使は声帯結節, 声帯ポリープ, ポリープ様声帯のリスクでしたが, 声帯麻痺には関連しません. c はいいですね. 食道癌同様, タバコやアルコールがリスクとなります. d は呼吸器科で主に扱われる疾患ですが, 肥満がリスクとなります. e は声の酷使だけでなく, タバコもリスクとなるのでした. よって, b が正解.

103A8

正しいのはどれか. **2つ選べ.**

a 上咽頭癌は EB ウイルスとの関連性が深い.

b 上顎洞癌で最も多いのは腺癌である.

c 口腔癌で最も多いのは歯肉癌である.

d 下咽頭癌はしばしば食道癌を合併する.

e 喉頭乳頭腫は癌化しない.

思考のプロセス

　1つずつみていきましょう. a はいいですね. 上咽頭癌は EB ウイルスが関与します. 咽頭癌は上・中・下でリスク因子が異なってくるので, しっかり分けて覚えておいてください. b は違いますね. 頭頸部癌は基本的に扁平上皮癌が多いです. 1個1個覚えるというよりも, 例外があればその都度覚えるという形で対応するのが最も効率的です. c も違いますね. 口腔癌で最も多いのは舌癌であり, 歯肉癌はその次に続きます. d はいいですね. 下咽頭癌はしばしば食道癌を合併します. e は違いますね. 癌化するからこそ, 積極的な治療対象となりますし, 術後は慎重な経過観察が必要です. よって, a, d が正解.

次の選択肢で正しいのはどれか. **2つ選べ.**

a　上顎癌は頸部リンパ節転移をきたしやすい.

b　声門癌は頸部リンパ節転移をきたしやすい.

c　声門上癌は頸部リンパ節転移をきたしやすい.

d　下咽頭癌は梨状陥凹に好発する.

e　喉頭癌は下咽頭癌よりも予後不良のことが多い.

思考のプロセス

　1つずつみていきましょう. 頭頸部癌のうち, リンパ節転移しにくい癌といえば, ①声門癌, ②上顎癌の2つが有名でした. なので, aとbは違いますが, cはいいですね. dもいいですね. 下咽頭癌は梨状陥凹から発生することが多いです. eは難しいかもしれませんが, 喉頭癌の多くは声門癌であり, 上記で述べたようにリンパ節転移しにくく, 嗄声などの症状が生じるために早期発見しやすい傾向にあります. そのため, 下咽頭癌よりも予後がよいことが多いです. よって, c, dが正解. eを完全に除外するのは難しかったかもしれませんが, 正解には辿り着けたことでしょう.

58歳の男性．嗄声と慢性的な咳とを主訴に来院した．6か月前から誘因なく，のどの異物感を自覚している．呼吸困難と嚥下障害とはない．喫煙は40本/日を38年間．飲酒は機会飲酒．喉頭内視鏡の写真（①〜⑤）を次に示す．この患者の喉頭内視鏡写真として考えられるのはどれか．**2つ選べ**．

a　①

b　②

c　③

d　④

e　⑤

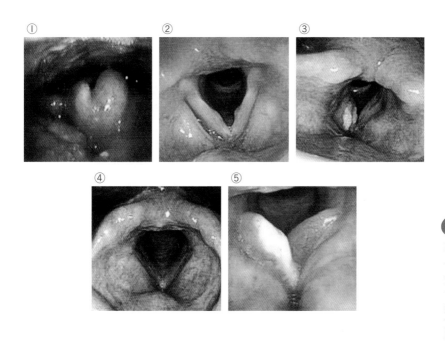

　嗄声から，喉頭病変 or 反回神経麻痺の 2 つを考えます．嚥下困難はないことから，前者が考えられます．年齢や喫煙歴から，癌の可能性は当然外せません．それを踏まえた上で，1 つずつみていきましょう．

　①では喉頭蓋の著明な発赤・腫脹がみられますね．急性喉頭蓋炎の所見であり，今回のエピソードとは合いません．②では声帯の中央部付近に小さな結節があるのがわかります．ポイントは両側対称性であること．これは声帯結節の特徴でした．今回，声の酷使を示唆するエピソードはありません．③では声帯に不整な腫瘤があるのがわかりますね．喉頭癌（声門癌）を考えるべき病変であり，今回のエピソードとリスクに合致します．④はほぼ正常像です．⑤では声帯全体の浮腫を認めています．ポリープ様声帯の所見であり，本問のエピソードとリスクに合致します．よって，c, e が正解．

　ここまでお疲れさまでした！　耳鼻咽喉科は同じ頭頸部領域といえど，実際は異なる器官を複数扱っているので，他のマイナー科と比べて大変だったかと思います．何度も何度も復習をして，国試本番に挑んでくださいね ^^

チェック問題 ✏ 急性中耳炎

- [ ] 急性中耳炎は乳幼児に好発する
- [ ] 急性中耳炎は肺炎球菌・インフルエンザ桿菌が主な起因菌である
- [ ] 急性中耳炎は発熱，耳痛をきたす
- [ ] 急性中耳炎の診断には耳鏡が有用で，鼓膜の発赤・腫脹が認められる
- [ ] 急性中耳炎の治療は抗菌薬や鼓膜切開だが，軽症であれば経過観察も可能である
- [ ] 急性外耳炎は黄色ブドウ球菌が主な起因菌である
- [ ] 急性外耳炎は発熱がなく，耳介の牽引痛がみられる

チェック問題 ✏ 伝音難聴（総論）

- ☐ 難聴は伝音難聴と感音難聴の 2 つに大きく分けられる
- ☐ 伝音難聴は気導の異常で起こるため，外耳・中耳の異常を考える
- ☐ 補聴器は両側性の伝音難聴によい適応である
- ☐ オージオメーターによって測定された図をオージオグラムという
- ☐ 正常の聴覚閾値は 0 dB である
- ☐ 聴覚閾値が 20 dB 超で異常と判定する
- ☐ 右の骨導は 〔 で表される
- ☐ 左の気導は×で表される
- ☐ 右の気導は○で表される
- ☐ オージオグラムで気導のみ閾値が上がっている所見を A-B gap といい，伝音難聴を示唆する
- ☐ Rinne 試験が陰性ならば伝音難聴を考える
- ☐ Rinne 試験が陽性ならば正常 or 感音難聴を考える
- ☐ Weber 試験は片側性の難聴の鑑別に有用である
- ☐ 左耳の伝音難聴の場合，Weber 試験では左耳で大きく聞こえる

- ☐ 慢性中耳炎は急性中耳炎が慢性化したものである
- ☐ 慢性中耳炎の起因菌は黄色ブドウ球菌や緑膿菌が多い
- ☐ 慢性中耳炎の症状は伝音難聴，耳漏である
- ☐ 慢性中耳炎の耳鏡所見は鼓膜穿孔である
- ☐ 慢性中耳炎の治療は保存療法（抗菌薬など），鼓室形成術である
- ☐ 滲出性中耳炎は幼児に好発する
- ☐ 滲出性中耳炎は耳管の機能低下・閉塞によって起こり，伝音難聴や耳閉塞感をきたす
- ☐ 滲出性中耳炎の耳鏡所見は中耳腔内の分泌液貯留・鼓膜の内陥である
- ☐ 滲出性中耳炎ではティンパノグラムで B 型を示す
- ☐ 滲出性中耳炎の治療は耳管通気法，鼓膜チューブ留置術である
- ☐ 滲出性中耳炎の背景として，アデノイド増殖症や上咽頭癌に注意する
- ☐ 真珠腫性中耳炎は Prussak 腔に好発する
- ☐ 真珠腫性中耳炎の症状は，伝音難聴，悪臭の強い耳漏であり，進行すると多様な合併症をきたす
- ☐ 真珠腫性中耳炎の耳鏡所見は，鼓膜上部（弛緩部）に白色塊や痂皮がみられる
- ☐ 真珠腫性中耳炎の精査には側頭骨 CT が有用であり，ときに骨破壊がみられる
- ☐ 真珠腫性中耳炎の治療は鼓室形成術である

- ☐ 耳硬化症はアブミ骨が固着することで，両側性の伝音難聴をきたす
- ☐ 耳硬化症は低音が聞き取りづらくなる
- ☐ 耳硬化症は 2,000 Hz のみ混合性難聴となる
- ☐ 耳硬化症のティンパノグラムは As 型を示し，コンプライアンスが低下する
- ☐ 耳硬化症の治療はアブミ骨手術である
- ☐ 耳小骨離断は外傷によって生じ，伝音難聴をきたす
- ☐ 耳小骨離断のティンパノグラムは Ad 型を示し，コンプライアンスが上昇する
- ☐ 耳小骨離断の治療は手術である
- ☐ 鼓膜穿孔は外傷によって生じ，伝音難聴をきたす
- ☐ 鼓膜穿孔の治療は経過観察でよいが，難治性の場合は鼓室形成術が必要となる
- ☐ ティンパノメトリは伝音難聴の鑑別に有用な検査である
- ☐ ティンパノメトリを図式化したものがティンパノグラムであり，インピーダンスオージオメトリともいわれる
- ☐ ティンパノメトリは外耳道から圧をかけて鼓膜の動きやすさをみている
- ☐ ティンパノグラムの正常は A 型であり，0 mmH$_2$O で最も鼓膜が動く
- ☐ 耳管狭窄のティンパノグラムは C 型であり，最大のコンプライアンスは陰圧で得られる
- ☐ 滲出性中耳炎のティンパノグラムは B 型である

- [ ] 感音難聴は内耳や中枢の異常によって生じる
- [ ] 感音難聴はさらに内耳性難聴と後迷路性難聴に分けられる
- [ ] 不可逆的な感音難聴には人工内耳が適応となるが，装着後は MRI が原則禁忌となる
- [ ] 内耳性難聴の特徴は聴覚補充現象が陽性になることである
- [ ] 後迷路性難聴は聴力が著しく低下することが多い
- [ ] 聴覚補充現象はリクルートメント現象ともいい，これを調べるには SISI テスト，ABLB テスト，自記オージオグラムが有用である
- [ ] 聴力を客観的に調べる代表的な検査として，聴性脳幹反応（ABR）がある
- [ ] ABR は後迷路性難聴，乳幼児，機能性難聴に有用である
- [ ] ABR で潜時の延長・無反応がみられたら，異常である

- ☐ 片側性の感音難聴はめまいを伴いやすい
- ☐ Ménière 病は 30～50 代に好発し，ストレスが主な原因とされる
- ☐ Ménière 病は片側性の感音難聴・末梢性めまいをきたす
- ☐ Ménière 病は特に低音が障害されやすい
- ☐ Ménière 病の診断において，反復する発作のエピソードが重要である
- ☐ Ménière 病の治療にはメイロン，ストレス回避，血管拡張薬，利尿薬，手術が有効である
- ☐ Ménière 病の初回発作は突発性難聴と暫定診断される
- ☐ 突発性難聴はストレスやウイルスが発症に関与するといわれる
- ☐ 突発性難聴は片側性の感音難聴・末梢性めまいをきたす
- ☐ 突発性難聴は基本的に反復しない
- ☐ 突発性難聴の治療にはステロイド，ビタミン B_{12}，ATP，PG といった内耳機能改善薬が有効である
- ☐ 外リンパ瘻の原因は力んだ動作，外傷である
- ☐ 外リンパ瘻は瘻孔ができるときにポップ音が聞こえる
- ☐ 外リンパ瘻は片側性の感音難聴・末梢性めまいをきたす
- ☐ 外リンパ瘻は病側を下にすると増悪する
- ☐ 外リンパ瘻の治療には内耳機能改善薬や手術が有効である
- ☐ 聴神経腫瘍は前庭神経のシュワン細胞から発生する良性腫瘍である
- ☐ 聴神経腫瘍は片側性の感音難聴・中枢性めまいをきたす
- ☐ 聴神経腫瘍には MRI が有用で，内耳道～小脳橋角部の腫瘤としてみられる
- ☐ 聴神経腫瘍の治療は手術や定位放射線治療（ガンマナイフ）が有効であるが，経過観察することも多い
- ☐ Ménière 病，突発性難聴，外リンパ瘻は内耳性難聴であり，聴覚補充現象が陽性となる
- ☐ Ménière 病，突発性難聴，外リンパ瘻では末梢性めまいを生じ，Romberg 徴候が陽性，カロリックテストで半規管麻痺がみられる
- ☐ 聴神経腫瘍は後迷路性難聴であり，聴覚補充現象が陰性となる
- ☐ 聴神経腫瘍は ABR で潜時の延長・無反応がみられる
- ☐ 両側性の聴神経腫瘍をみたら，神経線維腫症Ⅱ型（NF-Ⅱ）を考える

チェック問題 ✏️ 感音難聴（両側性）

- ☐ 日常会話は 500〜2,000 Hz 程度の高さで行われる
- ☐ 日常会話は 50〜60 dB 程度の大きさで行われる
- ☐ 両側性の感音難聴は高音域が障害されやすい疾患が多く，耳鳴りを伴いやすい
- ☐ 両側性の感音難聴といえば，老人性，騒音性，薬剤性の 3 つをまずは考える
- ☐ 老人性難聴は加齢による有毛細胞の変性が本態である
- ☐ 老人性難聴は両側性の感音難聴をきたす
- ☐ 老人性難聴は不可逆的であり，補聴器の適応となる
- ☐ 騒音性難聴は頻回の騒音曝露（85 dB 以上）によって起こる
- ☐ 騒音性難聴の問診は職業歴が大切である
- ☐ 騒音性難聴は両側性の感音難聴をきたす
- ☐ 騒音性難聴は 4,000 Hz 付近が特に障害されやすく，オージオグラムでは c^5 dip と呼ばれる
- ☐ 騒音性難聴の根本的治療はないため，予防が大切である
- ☐ 音響外傷は 130 dB 以上の強大音で起こる
- ☐ 音響外傷は 4,000 Hz 付近が特に障害されやすく，オージオグラムでは c^5 dip と呼ばれる
- ☐ 音響外傷は自然治癒が見込める
- ☐ 薬剤性難聴は両側性の感音難聴だけでなく，中枢性めまいを伴いやすい
- ☐ 薬剤性難聴の原因薬剤のうち，アミノグリコシド系抗菌薬，シスプラチン（白銀製剤）は不可逆的である
- ☐ 薬剤性難聴の治療は原因薬剤の中止である

チェック問題 ✏ 平衡機能障害（総論）

- ☐ 平衡感覚は前庭神経，脊髄後索，視覚で感知し，小脳で情報統合・処理される
- ☐ Romberg 徴候が陽性ならば前庭神経，脊髄後索の障害を考える
- ☐ 半規管の一部にはクプラがあり，回転加速度を感知している
- ☐ 前庭の一部には耳石があり，直線加速度を感知している
- ☐ 前庭動眼反射が勝手に生じて起こる眼振を前庭性眼振といい，一定方向の水平（回旋性）眼振としてみられ，回転性めまいを自覚する
- ☐ 眼振の詳細な観察には Frenzel 眼鏡を用いる
- ☐ カロリックテストは温度眼振検査ともいい，眼振が生じない or 持続時間が短いと半規管麻痺（CP）で，末梢性めまいを支持する
- ☐ 一定方向の水平（回旋性）眼振以外は中枢性めまいを考える
- ☐ 末梢性めまいは急性の発症が多く，回転性めまいに悪心・嘔吐を伴いやすい
- ☐ 末梢性めまいでは Romberg 徴候が陽性となる
- ☐ 中枢性めまいは慢性の発症が多く，非回転性めまいに神経症状や眼前暗黒感を伴うことがある
- ☐ 非回転性めまいは，中枢性めまい以外に前失神や精神疾患でもみられる

- [ ] めまいをみたら，性状，蝸牛症状の有無，持続時間の 3 つをチェックする
- [ ] 回転性めまいのみが症状ならば，BPPV or 前庭神経炎を考える
- [ ] BPPV は耳石が半規管（特に後半規管）に迷入して生じる
- [ ] BPPV は中高年に好発し，数秒〜数十秒程度のめまいが持続する
- [ ] BPPV の検査は頭位変換眼振検査である
- [ ] BPPV の治療は経過観察で OK だが，理学療法（Epley 法）が有効である
- [ ] 前庭神経炎はウイルスが原因と考えられている
- [ ] 前庭神経炎では，数日〜数か月程度のめまいが持続する
- [ ] 前庭神経炎では，Romberg 徴候が陽性，カロリックテスト半規管麻痺（CP）がみられる
- [ ] 前庭神経炎の治療は保存療法である

- ☐ 急性扁桃炎は A 群 β 溶連菌が主な起因菌である
- ☐ 急性扁桃炎では発熱に加えて，咽頭痛がみられる
- ☐ 急性扁桃炎の視診では，扁桃の発赤・腫脹がみられる
- ☐ 急性扁桃炎の触診では，頸部リンパ節腫大がみられる
- ☐ 急性扁桃炎の治療は保存療法，抗菌薬である
- ☐ 慢性扁桃炎の合併症として IgA 腎症，掌蹠膿疱症がある
- ☐ 慢性扁桃炎の治療は抗菌薬，扁桃摘出術である
- ☐ 扁桃周囲膿瘍は若年成人に好発する
- ☐ 扁桃周囲膿瘍では発熱に加えて，激しい嚥下痛や嚥下困難がみられる
- ☐ 上記に加え，流涎があれば気道閉塞の可能性があり，緊急性が高い
- ☐ 扁桃周囲膿瘍では開口障害がみられやすいのに対し，呼吸困難を生じることは少ない
- ☐ 扁桃周囲膿瘍の視診では，扁桃の発赤・腫脹に加えて，口蓋垂の偏位が特徴的である
- ☐ 扁桃周囲膿瘍の検査は造影 CT が有用で，膿瘍と炎症の進展範囲を評価する
- ☐ 扁桃周囲膿瘍の治療は抗菌薬，切開排膿である

☐ アデノイドは上咽頭にある咽頭扁桃のことで，6 歳で最大になる

☐ アデノイド増殖症では口呼吸になり，アデノイド顔貌をきたす

☐ アデノイド顔貌では鼻唇溝の消失，顔面筋の緊張低下がみられる

☐ アデノイド増殖症の合併症は滲出性中耳炎，慢性副鼻腔炎，睡眠時無呼吸症候群，う歯である

☐ アデノイド増殖症の治療は経過観察，アデノイドの切除・摘出である

☐ 上咽頭は頭蓋底〜軟口蓋のスペースである

☐ 上咽頭癌は中高年に好発し，EBV がリスクとなる

☐ 上咽頭癌は繰り返す鼻出血や滲出性中耳炎を生じる

☐ 上咽頭癌の検査は内視鏡および CT/MRI である

☐ 上咽頭癌の治療は放射線療法，化学療法である

☐ 中咽頭は軟口蓋〜舌骨のスペースである

☐ 中咽頭癌は口蓋扁桃から発生することが多い

☐ 中咽頭癌は中高年に好発し，タバコ，アルコール，HPV がリスクとなる

☐ 中咽頭癌のうち，HPV 関連のものは組織中に p16 蛋白が検出され，予後がよい

☐ 中咽頭癌の検査は内視鏡および CT/MRI である

☐ 中咽頭癌の治療は放射線療法，化学療法，手術である

☐ 下咽頭は舌骨〜輪状軟骨のスペースである

☐ 下咽頭癌は梨状陥凹から発生することが多い

☐ 下咽頭癌は中高年に好発し，タバコ，アルコールがリスクとなる

☐ 下咽頭癌は食道癌の重複に注意する

☐ 下咽頭癌は進行すると呼吸困難と嚥下困難を生じる

☐ 下咽頭癌の検査は内視鏡および CT/MRI である

☐ 下咽頭癌の治療は放射線療法，化学療法，手術である

- ☐ 急性喉頭蓋炎の主な起因菌はインフルエンザ桿菌である
- ☐ 急性喉頭蓋炎は発熱，咽頭痛に加えて，嚥下痛，嚥下困難，流涎，呼吸困難を生じる
- ☐ 急性喉頭蓋炎の検査は喉頭内視鏡が有用で，喉頭蓋の発赤・腫脹が認められる
- ☐ 急性喉頭蓋炎の検査は頸部X線も有用で，喉頭蓋の腫脹（thumb sign）や喉頭蓋谷の消失（vallecula sign）が認められる
- ☐ 急性喉頭蓋炎の治療は抗菌薬だが，ステロイドの併用や気道確保（気管挿管など）も重要である
- ☐ 急性声門下喉頭炎は乳幼児に好発する
- ☐ 急性声門下喉頭炎の別名はクループ症候群である
- ☐ 急性声門下喉頭炎の起因菌はパラインフルエンザウイルスである
- ☐ 急性声門下喉頭炎は発熱に加えて，呼吸困難，嗄声，犬吠様咳嗽を生じる
- ☐ 急性声門下喉頭炎では聴診で吸気性喘鳴（stridor）を聴取する
- ☐ 急性声門下喉頭炎の検査は頸部X線で，pencil sharp sign が認められる
- ☐ 急性声門下喉頭炎の治療は保存療法である

- ☐ 喉頭は呼吸と発声に関与する
- ☐ 喉頭に関わる筋肉は主に反回神経の支配である
- ☐ 反回神経麻痺は片側性で嗄声を，両側性で呼吸困難をきたす
- ☐ 声帯結節は声の酷使が原因である
- ☐ 声帯結節は両側対称性にできやすく，中央部付近に好発する
- ☐ 声帯結節の症状は嗄声である
- ☐ 声帯結節の治療は保存療法，喉頭微細手術である
- ☐ 声帯ポリープは声の酷使，タバコが原因である
- ☐ 声帯ポリープは片側性にできやすく，中央部付近に好発する
- ☐ 声帯ポリープの症状は嗄声である
- ☐ 声帯ポリープの治療は保存療法，喉頭微細手術である
- ☐ ポリープ様声帯は声の酷使，タバコが原因である
- ☐ ポリープ様声帯の症状は嗄声だけでなく，声帯全体の浮腫がひどくなると呼吸困難をきたす
- ☐ ポリープ様声帯の治療は保存療法，喉頭微細手術である
- ☐ 喉頭乳頭腫の原因は HPV 6 型・11 型である
- ☐ 喉頭乳頭腫の症状は嗄声，呼吸困難である
- ☐ 喉頭乳頭腫は良性腫瘍だが，癌化の可能性がある
- ☐ 喉頭乳頭腫の治療はレーザー照射，喉頭微細手術である
- ☐ 喉頭癌は中高年に好発し，タバコがリスクである
- ☐ 喉頭癌の症状は嗄声，呼吸困難である
- ☐ 喉頭癌の組織型は扁平上皮癌が多い
- ☐ 喉頭癌の治療は放射線療法，喉頭全摘出術であり，声帯固定の有無が治療方針に大きく関わる
- ☐ 喉頭癌で最も多いのは声門癌であり，声門上癌や声門下癌と違ってリンパ節転移しにくいのが特徴である

チェック問題 🖉 鼻の炎症

- ☐ 上鼻道には蝶形骨洞，篩骨洞（後）が開口する
- ☐ 中鼻道には前頭洞，上顎洞，篩骨洞（前）が開口する
- ☐ 下鼻道には鼻涙管が開口する
- ☐ アレルギー性鼻炎はハウスダストや花粉などに対するⅠ型アレルギーが原因である
- ☐ アレルギー性鼻炎の症状は水様性鼻汁，くしゃみなどである
- ☐ アレルギー性鼻炎の合併症はアレルギー性結膜炎，アトピー性皮膚炎，気管支喘息である
- ☐ アレルギー性鼻炎の鼻腔内視鏡では鼻甲介の腫脹・蒼白化がみられる
- ☐ アレルギー性鼻炎の治療は抗原回避，抗ヒスタミン薬，ロイコトリエン受容体拮抗薬，ステロイド点鼻薬，手術，減感作療法である
- ☐ 急性副鼻腔炎は肺炎球菌，インフルエンザ桿菌が主な起因菌である
- ☐ 急性副鼻腔炎の症状は発熱に加えて，膿性鼻汁，鼻閉，後鼻漏などである
- ☐ 急性副鼻腔炎の身体所見は副鼻腔領域の圧痛である
- ☐ 急性副鼻腔炎の鼻腔内視鏡では膿性鼻汁がみられる
- ☐ 急性副鼻腔炎の画像所見は副鼻腔領域の軟部影・液面形成である
- ☐ 急性副鼻腔炎の治療は経過観察，抗菌薬である
- ☐ 慢性副鼻腔炎の主な症状は嗅覚障害である
- ☐ 慢性副鼻腔炎の画像所見は副鼻腔領域の軟部影である
- ☐ 慢性副鼻腔炎では鼻茸を合併するため，鼻腔内視鏡でチェックする
- ☐ 慢性副鼻腔炎の治療は経過観察，抗菌薬，内視鏡下鼻副鼻腔手術である
- ☐ 好酸球性副鼻腔炎は篩骨洞を主体とし，鼻茸を合併しやすい
- ☐ 好酸球性副鼻腔炎の治療はステロイド，内視鏡下鼻副鼻腔手術である
- ☐ 真菌性副鼻腔炎はアスペルギルスが主な起因菌であり，片側性に生じやすい
- ☐ 真菌性副鼻腔炎の画像検査では骨破壊性や石灰化がみられる
- ☐ 真菌性副鼻腔炎の治療は内視鏡下鼻副鼻腔手術である
- ☐ 歯性上顎洞炎はう歯が原因であり，片側性に生じやすい
- ☐ 歯性上顎洞炎の治療は抜歯である

チェック問題 ✎ 鼻の腫瘍

- ☐ 鼻出血の好発部位は Kiesselbach 部位である
- ☐ 鼻出血の原因としては特発性/外傷，頭頸部腫瘍，鼻内異物，出血傾向，Osler 病などがある
- ☐ 鼻出血に対する止血としては，座位（前傾姿勢）での鼻翼部圧迫が基本となる
- ☐ 上記で止血できない場合は，アドレナリン含浸ガーゼ，電気焼灼，ベロックタンポンが有効である
- ☐ 若年性血管線維腫は若年男性の鼻腔に好発する
- ☐ 若年性血管線維腫は繰り返す鼻出血を生じる
- ☐ 若年性血管線維腫の検査は造影 CT/MRI が有用であり，hypervascular mass としてみられる
- ☐ 若年性血管線維腫の治療は外科的手術が有効だが，動脈塞栓術を事前に行うこともある
- ☐ 術後性頬部嚢胞は慢性副鼻腔炎の外科的手術後に生じ，骨破壊性をもつ
- ☐ 術後性頬部嚢胞の検査は CT/MRI である
- ☐ 術後性頬部嚢胞の治療は内視鏡下鼻副鼻腔手術である
- ☐ 上顎癌は中高年に好発し，タバコや慢性副鼻腔炎がリスクとなる
- ☐ 上顎癌の組織型の多くは扁平上皮癌である
- ☐ 上顎癌の初期は無症状だが，進行すると繰り返す鼻出血や悪臭を伴う鼻汁をきたす
- ☐ 上顎癌は骨破壊性をもつ
- ☐ 上顎癌はリンパ節転移しにくいのが特徴である

- ☐ 耳下腺は漿液腺であり，舌咽神経支配である
- ☐ 顎下腺は混合腺であり，顔面神経支配である
- ☐ 舌下腺は粘液腺であり，顔面神経支配である
- ☐ 耳下腺内を顔面神経が走行する
- ☐ 唾石症は顎下腺に生じやすい
- ☐ 唾石症の症状は顎下部の疼痛・腫脹であり，食事で増悪する
- ☐ 唾石症の検査はX線/CTである
- ☐ 唾石症の治療は開口部切開が有効である
- ☐ 流行耳下腺炎はムンプスウイルスが原因である
- ☐ 流行耳下腺炎は発熱に加えて，有痛性の耳下腺腫脹をきたす
- ☐ 流行耳下腺炎の血液検査ではアミラーゼが上昇する
- ☐ 流行耳下腺炎の合併症は，内耳炎（ムンプス難聴），髄膜炎，精巣炎，膵炎である
- ☐ 舌カンジダ症は舌の疼痛をきたす
- ☐ 舌カンジダ症は白色病変としてみられ，KOH直接鏡検法が有用である

- ☐ 多形腺腫は中年女性の耳下腺に好発する
- ☐ 多形腺腫の診断には細胞診が有用である
- ☐ 多形腺腫の治療は外科的手術である
- ☐ 多形腺腫において，急速増大，有痛性，顔面神経麻痺の合併は悪性化を疑う
- ☐ Warthin 腫瘍は高齢男性の耳下腺に好発する
- ☐ Warthin 腫瘍は悪性化しない
- ☐ Warthin 腫瘍の治療は外科的手術であり，核出術が可能である
- ☐ 多形腺腫と Warthin 腫瘍の鑑別には，核医学検査（TcO_4^-）が有用であり，Warthin 腫瘍で TcO_4^- の取り込みがみられる
- ☐ ガマ腫は若年者の舌下腺に好発する
- ☐ ガマ腫はペンライトで光を当てると内部が透見できる
- ☐ ガマ腫は無症状だが，感染を合併しやすいのが問題である
- ☐ ガマ腫の治療は穿刺術，摘出術である
- ☐ 舌癌は口腔癌の中で最も多く，中高年の舌縁に好発する
- ☐ 舌癌の組織型の多くは扁平上皮癌である
- ☐ 舌癌のリスクとしては，タバコ，白板症，う歯，不適合義歯がある
- ☐ 舌癌の症状は舌痛である
- ☐ 初期の舌癌は口内炎や舌カンジダ症と誤診されることがある
- ☐ 舌癌は頸部リンパ節（特に顎下リンパ節）に転移しやすい
- ☐ 舌癌の治療は手術，密封小線源療法である

チェック問題 🖉 顔面神経麻痺

- ☐ 顔面神経は橋から出て，内耳道を通り，膝神経節を経由する．その後，耳下腺内を通過し，表情筋に分布する
- ☐ 顔面神経のうち，大錐体神経は涙腺分泌，アブミ骨筋神経はアブミ骨筋反射，鼓索神経は顎下腺・舌下腺の分泌と舌前 2/3 の味覚を支配する
- ☐ 顔面神経麻痺では，涙腺分泌低下，聴覚過敏，唾液腺分泌低下，味覚障害，兎眼，表情の左右差をきたす
- ☐ 末梢性の顔面神経麻痺の原因は Bell 麻痺と Ramsay Hunt 症候群が代表的である
- ☐ Bell 麻痺の原因は HSV-1 の再活性化である
- ☐ Bell 麻痺の症状は片側性＆末梢性の顔面神経麻痺である
- ☐ Bell 麻痺の治療はアシクロビル，ステロイドである
- ☐ Ramsay Hunt 症候群の原因は VZV の再活性化である
- ☐ Ramsay Hunt 症候群の症状は片側性＆末梢性の顔面神経麻痺に加え，感音難聴や末梢性めまいである
- ☐ Ramsay Hunt 症候群の身体所見では耳介の有痛性皮疹がみられる
- ☐ Ramsay Hunt 症候群の治療はアシクロビル，ステロイドである
- ☐ 片側性の顔面神経麻痺のうち，額のしわ寄せが可能な場合は中枢性である

- [ ] 顔面骨骨折は外傷によって生じ，頭部 CT で診断をする
- [ ] 側頭骨骨折の約 80%は縦骨折であり，中耳障害（伝音難聴）を生じる
- [ ] 側頭骨骨折の約 20%は横骨折であり，内耳障害（感音難聴や末梢性めまい）や顔面神経麻痺を生じる
- [ ] 顎骨骨折は下顎骨のほうが多い
- [ ] 顎骨骨折の症状は咬合不全，整容的問題である
- [ ] 眼窩吹き抜け骨折は若年者の眼窩下壁や眼窩内側壁に好発する
- [ ] 眼窩吹き抜け骨折の症状は眼窩陥凹，複視（特に上転障害），頬部感覚障害である
- [ ] 顔面骨骨折の治療は保存療法，手術である

- ☐ 機能性難聴はストレスによる心因性難聴と，詐病による詐聴に分けられる
- ☐ 機能性難聴では自覚的所見と他覚的所見の乖離が特徴的である
- ☐ 機能性難聴の背景には疾病利益があり，心理的アプローチが有効である
- ☐ 正中頸嚢胞は甲状舌管の遺残から生じる
- ☐ 正中頸嚢胞は前頸部の正中部に生じやすい
- ☐ 正中頸嚢胞は繰り返す感染が問題となる
- ☐ 正中頸嚢胞の根治には手術が必要である
- ☐ 鼻中隔弯曲症は鼻閉をきたす
- ☐ 鼻中隔弯曲症は鼻炎や副鼻腔炎を合併する
- ☐ 鼻中隔弯曲症の治療は経過観察，手術である
- ☐ 鼻内異物は小児に好発する
- ☐ 鼻内異物の代表的なものとしては，ビーズ，豆類，電池である
- ☐ 鼻内異物の症状は鼻出血，悪臭を伴う鼻汁である
- ☐ 鼻内異物の治療は異物除去である

欧文

A-B gap 12
ABR 40, 200
Bell 麻痺 172
　―― 〈まとめ〉 175
BPPV 71
c^5 dip 57
Epley 法 73
ESS 130
Frenzel 眼鏡 68
Kiesselbach 部位 142
Ménière 病 42
　―― 〈まとめ〉 45
misdirection 174
pencil sharp sign 105
Plummer-Vinson 症候群 94
Ramsay Hunt 症候群 172
　―― 〈まとめ〉 175
Rinne 試験 13, 200
Romberg 徴候 66, 201
TcO_4^- 165
Warthin 腫瘍 164
　―― 〈まとめ〉 166
Weber 試験 14

和文

あ

悪臭を伴う鼻汁 191, 199
アデノイド顔貌 91
アデノイド増殖症 91
　―― 〈まとめ〉 95
アブミ骨手術 29, 201
アレルギー性鼻炎 127
　―― 〈まとめ〉 132

い

咽頭の炎症 84
咽頭の腫瘍 91
インピーダンスオージオメトリ 30

お

オージオグラム 11, 200
おたふくかぜ 157
音響外傷 57
音叉 13
温度眼振検査 68

か

外耳の解剖 10
外傷 29
回転性めまい 67, 69

外リンパ瘻 43
　──〈まとめ〉 46
下咽頭癌 93
　──〈まとめ〉 96
核医学検査（TcO_4^-） 165
顎下腺 156
顎骨骨折 181
　──〈まとめ〉 183
ガマ腫 165
　──〈まとめ〉 167
カロリックテスト 68, 201
感音難聴 38, 42, 55
　──，片側性の 42, 45
　──，ポップ音後の片側性 198
　──，両側性の 55, 198
眼窩吹き抜け骨折 181
　──〈まとめ〉 184
眼振 67, 201
顔面骨骨折 180
顔面神経（Ⅶ） 171
顔面神経麻痺 171, 199

き

機能性難聴 41, 190
　──〈まとめ〉 192
嗅覚障害 129, 199
急性外耳炎 4
急性喉頭蓋炎 103
　──〈まとめ〉 106
急性声門下喉頭炎 104
　──〈まとめ〉 106
急性中耳炎 3
　──〈まとめ〉 5
　──の治療 4
急性副鼻腔炎 128
　──〈まとめ〉 132

急性扁桃炎 84
　──〈まとめ〉 86

く・け

クプラ 67
クループ症候群 104
　──〈まとめ〉 106
犬吠様咳嗽 105, 198

こ

口腔の炎症 156
口腔の腫瘍 164
好酸球性副鼻腔炎 130
甲状舌管 190
甲状舌管囊胞 190
　──〈まとめ〉 192
喉頭癌 114
　──〈まとめ〉 117
喉頭乳頭腫 113
　──〈まとめ〉 116
喉頭の腫瘍 111
後迷路性難聴 39
鼓室形成術 18, 201
鼓膜切開 201
鼓膜穿孔 29
　──〈まとめ〉 33
鼓膜チューブ留置術 16, 201

さ

嗄声 111, 199
詐聴 190

し

耳介の有痛性皮疹 199
耳下腺 156
耳下腺腫脹 199

耳管通気法 16
耳鏡 3, 200
耳硬化症 28
　──〈まとめ〉 33
耳小骨離断 29
　──〈まとめ〉 33
歯性上顎洞炎 131
耳石 67
耳癤 24
若年性血管線維腫 143
　──〈まとめ〉 146
術後性頬部嚢胞 144
　──〈まとめ〉 147
上咽頭癌 92
　──〈まとめ〉 95
上顎癌 144
　──〈まとめ〉 147
食事中の疼痛 199
耳漏 17, 198
心因性難聴 190
　──〈まとめ〉 192
真菌性副鼻腔炎 130
神経線維腫症Ⅱ型 44
人工内耳 201
真珠腫性中耳炎 17
　──〈まとめ〉 20
滲出性中耳炎 16, 91
　──〈まとめ〉 19

す・せ

睡眠時無呼吸症候群 91
声帯結節 112
　──〈まとめ〉 115
声帯ポリープ 112
　──〈まとめ〉 115
声帯麻痺 111

正中頸嚢胞 190
　──〈まとめ〉 192
舌下腺 156
舌癌 165
　──〈まとめ〉 167
舌カンジダ症 157
　──〈まとめ〉 159
前庭 67
前庭神経炎 73
　──〈まとめ〉 74
前庭性眼振 67
前庭動眼反射 67
前鼻鏡 134

そ

騒音性難聴 56
　──〈まとめ〉 59
側頭骨骨折 180
　──〈まとめ〉 183

た

唾液腺 156
多形腺腫 164
　──〈まとめ〉 166
唾石症 156
　──〈まとめ〉 158

ち

蓄膿症 129
中咽頭癌 93
　──〈まとめ〉 96
中耳炎
　──, 急性 3
　──, 真珠腫性 17
　──, 滲出性 16, 91
　──, 慢性 15

注視眼振検査 75
中耳の解剖 10
中枢性めまい 68
聴覚補充現象 39
　── の検査 200
聴神経腫瘍 44
　──〈まとめ〉 47
　──, 両側性の 198
聴性脳幹反応 40, 200

て

ティンパノグラム 30, 200
　── の所見 32
伝音難聴 10, 15
　──, 両側性の 28, 198

と

頭位変換眼振検査 71, 79, 201
頭頸部癌, リンパ節転移しにくい 199
突発性難聴 43
　──〈まとめ〉 45

な・の

内耳炎 157
内耳機能改善薬 43
内視鏡下鼻副鼻腔手術 130
内耳性難聴 39
難聴
　──, 感音 38, 42, 55
　──, 機能性 41, 190
　──, 後迷路性 39
　──, 心因性 190
　──, 騒音性 56
　──, 伝音 10, 15
　──, 突発性 43
　──, 内耳性 39

　──, ムンプス 157
　──, 薬剤性 58
　──, 老人性 55
膿性鼻汁 128

は

鼻
　── の炎症 127
　── の解剖 127
　── の腫瘍 142
鼻茸 129
鼻ポリープ 129
半規管 67
半規管麻痺 68

ひ

非回転性めまい 69
鼻汁, 悪臭を伴う 191, 199
鼻出血 142, 199
　──〈まとめ〉 146
鼻中隔弯曲症 191
　──〈まとめ〉 193
鼻内異物 191
　──〈まとめ〉 193

ふ

副鼻腔炎 130
　──, 急性 128
　──, 好酸球性 130
　──, 真菌性 130
　──, 片側性 131
　──, 慢性 91, 129

へ

平衡機能 66
平衡機能障害〔各論〕 71

平衡機能障害（総論）............................ 66

扁桃炎, 急性 84

扁桃炎, 慢性 84

扁桃周囲膿瘍 85

　── 〈まとめ〉 87

ほ

補聴器 201

　── の適応 56

ポリープ様声帯 113

　── 〈まとめ〉 116

ま・む・め

末梢性めまい 68, 73, 198

慢性中耳炎 15

　── 〈まとめ〉 19

慢性副鼻腔炎 91, 129

　── 〈まとめ〉 133

　── の手術歴 199

慢性扁桃炎 84

　── 〈まとめ〉 86

ムンプス難聴 157

めまい 42, 66

　──, 回転性 67, 69

　──, 中枢性 68

　──, 非回転性 69

　──, 末梢性 68, 73, 198

や

薬剤性難聴 58

　── 〈まとめ〉 60

り・ろ

リクルートメント現象 39

流行性耳下腺炎 157

　── 〈まとめ〉 158

流涎 85

良性発作性頭位めまい症（BPPV）............ 71

　── 〈まとめ〉 74

両側性の感音難聴 55, 198

両側性の聴神経腫瘍 198

両側性の伝音難聴 28, 198

老人性難聴 55

　── 〈まとめ〉 59

わ

ワニの涙症候群 174